健康ライブラリー　イラスト版

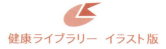

吃《きつ》音《おん》のことがよくわかる本

九州大学病院耳鼻咽喉科
医学博士
菊池良和　監修

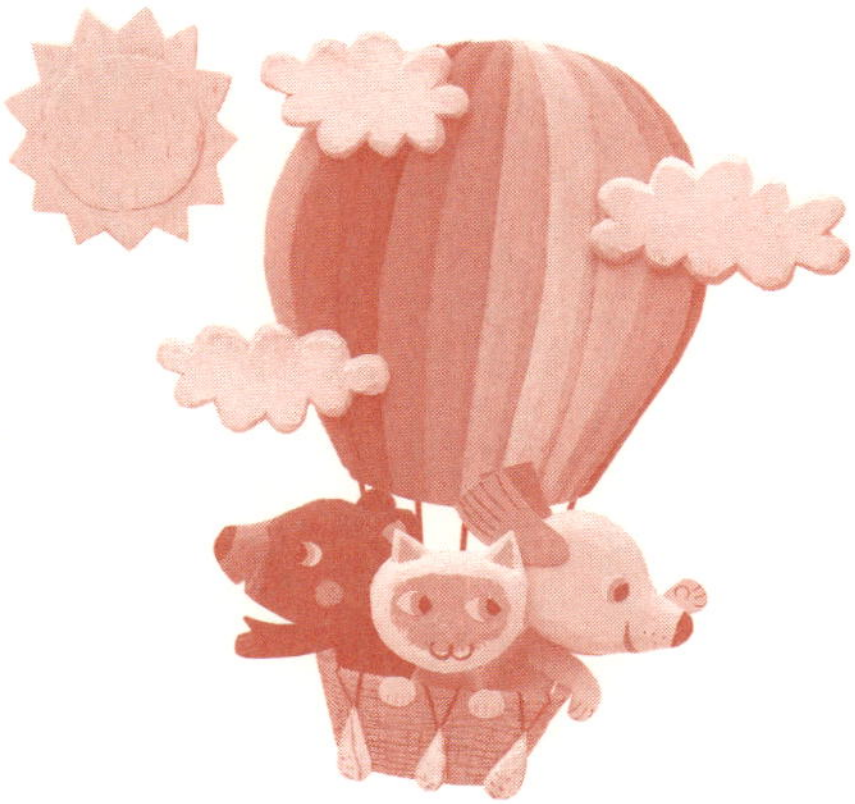

講談社

まえがき

「吃音の本を出版する意義はなにか?」と問われたら、私は「誤解だらけ・偏見だらけの吃音の現状を解消するため」と答えるでしょう。

一〇〇年以上も前から吃音は研究されているのですが、原因や治療法についてのとらえ方は変遷を重ねてきました。現在は、昔とは一八〇度反対の方針となっていることを、自分の、あるいは子どもの吃音に悩む当事者たちだけではなく、社会にも広く知っておいてもらう必要があると考えるからです。

過去に、「吃音になるのは親のしつけのせい」という誤ったメッセージが、新聞にも掲載されていた歴史があります。そして今もなお、吃音が始まった子の保護者が、まず手を伸ばすであろうインターネットには、そうした情報が数多く存在しています。「子どもの吃音は親のせいではない。親は悪くない」というメッセージを伝えるとともに、容易に治らない吃音に対して、どう向き合うべきなのかを、本書で提案していきたいと思います。

「どもり」という人格を指す用語は、近年、差別用語として配慮され、「吃音」ということばが使われるようになっています。しかし、「どもる」という動詞は、人格そのものを表す用語とはいえず、ほかに置き換えることばもありません。本文中で使用している「どもる」「どもっていてもいいんだよ」ということばは、吃音のある人がふだん使っていることばであり、本書でもそのまま記載しています。

吃音に関する知識がなかった頃は、吃音に生活を支配され、吃音を排除しようと必死でした。ですが、自分一人ではない、「どもっていてもいい」と思えることで、自分を客観的にみられるようになるでしょう。それはどんなテクニックよりも効果があると考えています。吃音のある人の自己肯定感だけではなく、その親にも「私の子どもはどもっていてもいいんだ。この子が生きるうえで最善の支援をしていこう」と自信をもって、子どもと歩んでいっていただきたい。そのための本書であることを願っています。

九州大学病院耳鼻咽喉科　医学博士
菊池　良和

吃音のことがよくわかる本

もくじ

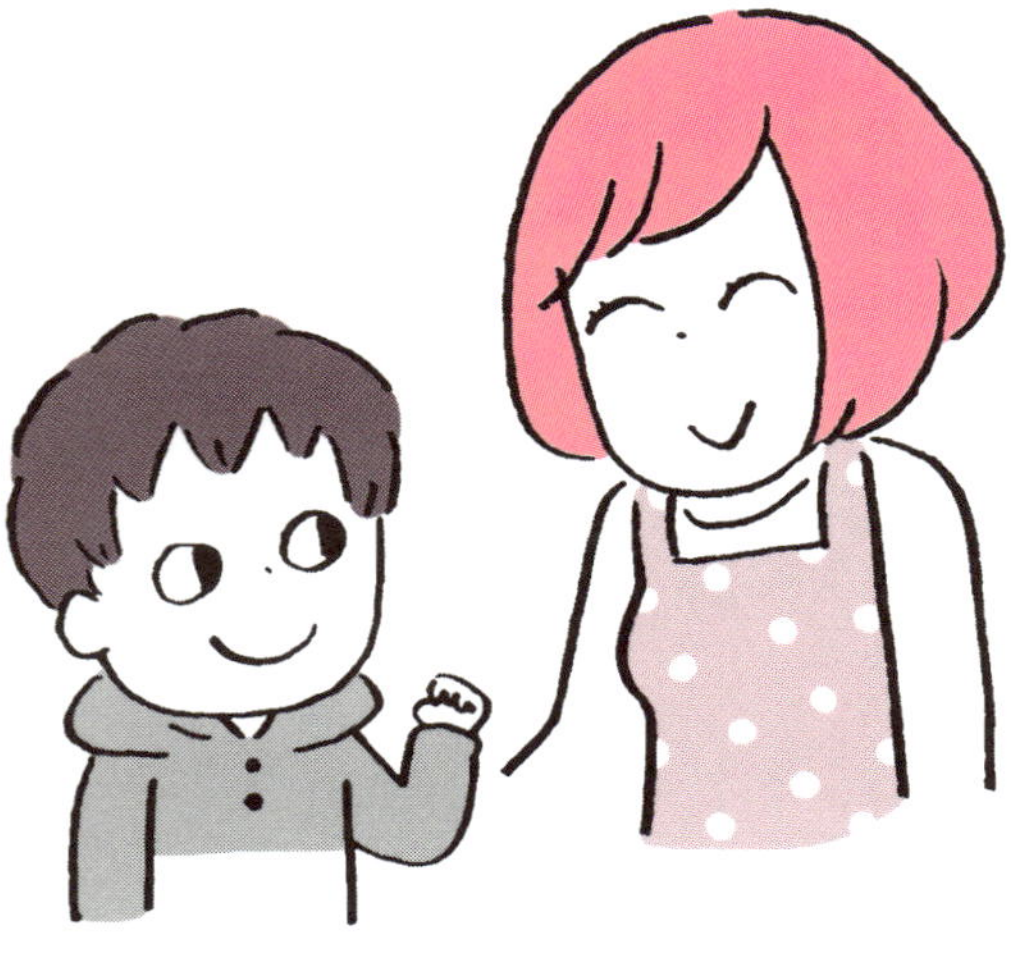

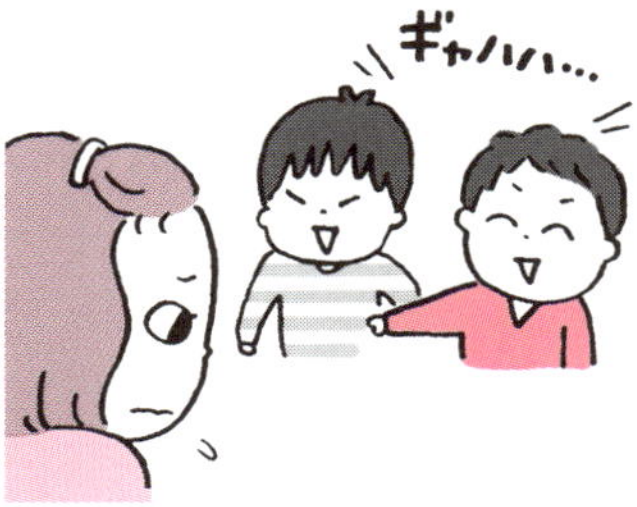
ギャハハ…

3 聞き手の変化が吃音の悩みを減らす

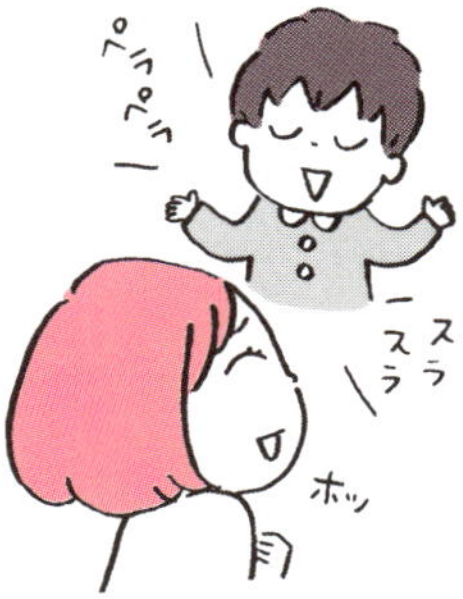

4 リスクを踏まえて子どもを守る

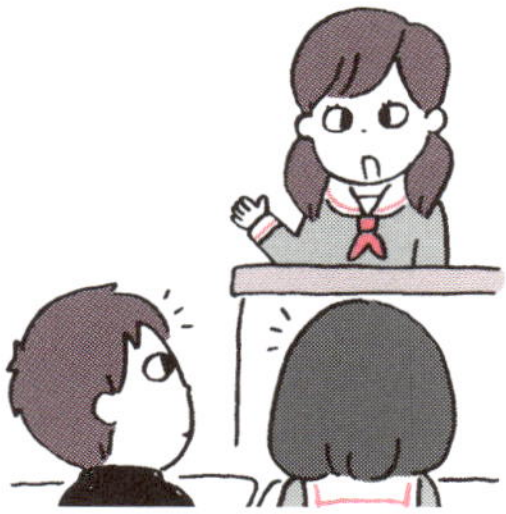

理解度チェック

ご存知ですか？ 吃音についての最新知識

吃音（きつおん＝どもること）に関するあなたの知識は、どこまで正確なものでしょう？ 正しいと思うものに○を、間違っていると思うものに×をつけてみましょう。

1 話し方をまねしていると吃音になる □

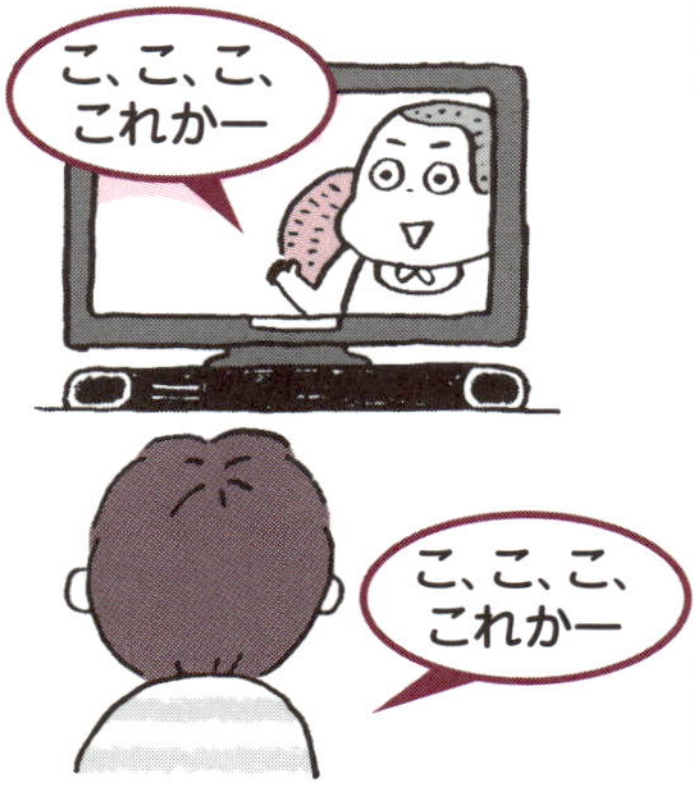

2 子どもがどもる最大の原因は育て方の問題 □

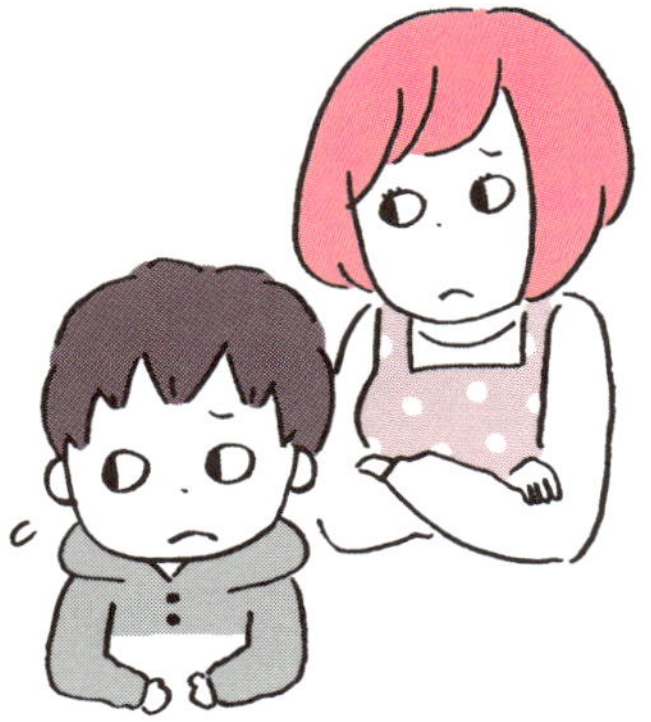

3 三年以内に六〜八割はどもらなくなる □

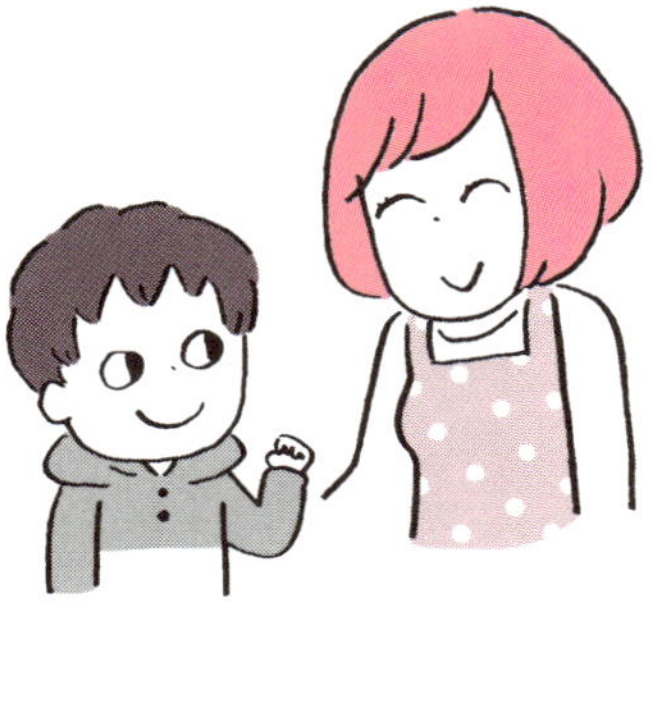

4 男の子のほうが女の子より回復しにくい □

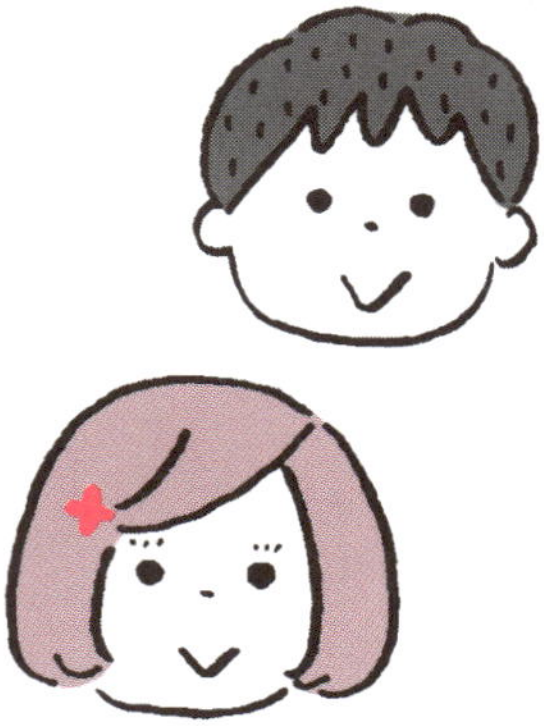

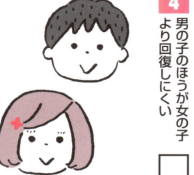

5 すらすら話せるときがあれば治ったといえる □

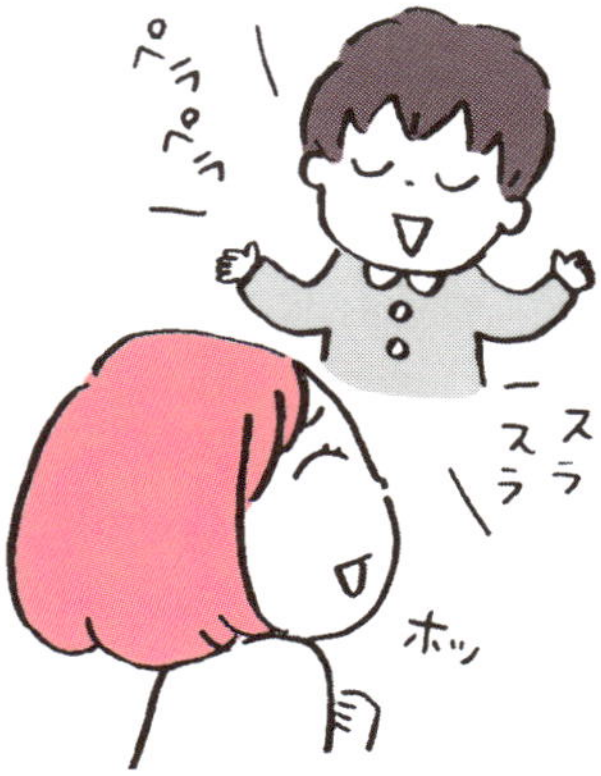

6 「ゆっくり話そう」とアドバイスするべき □

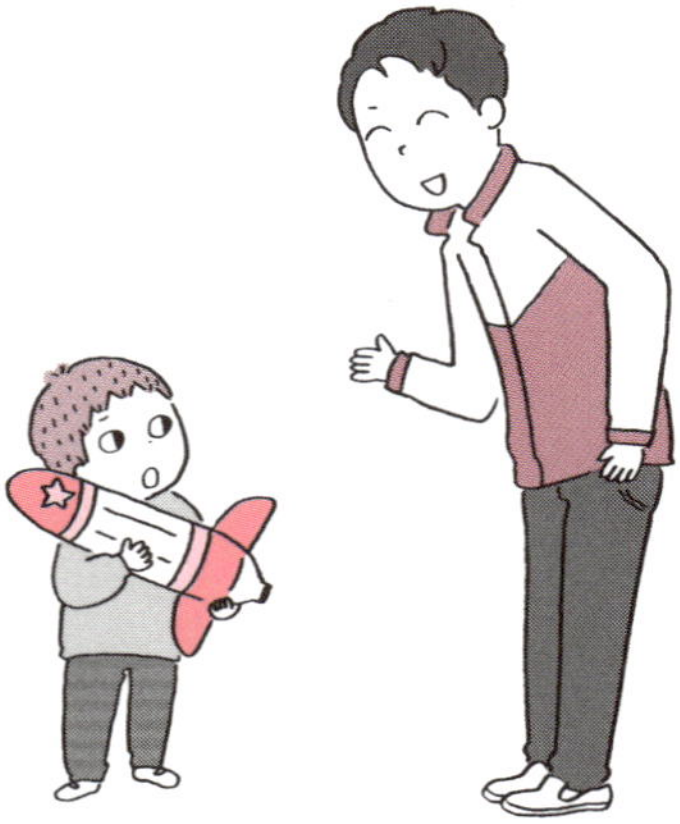

7

家庭で吃音の話題はタブー。本人に意識させてしまう

□

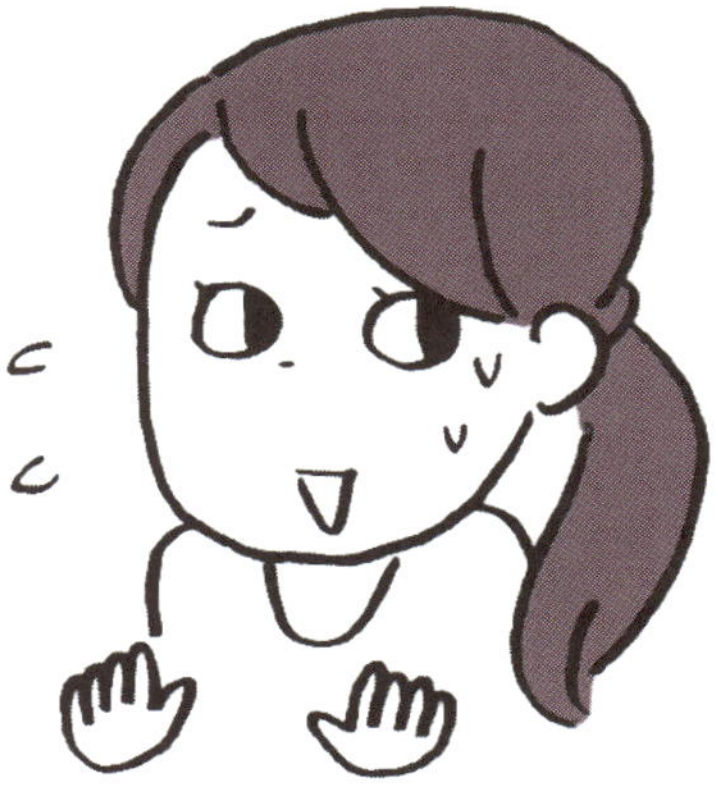

8

吃音のある子の半数以上はからかわれた経験がある

□

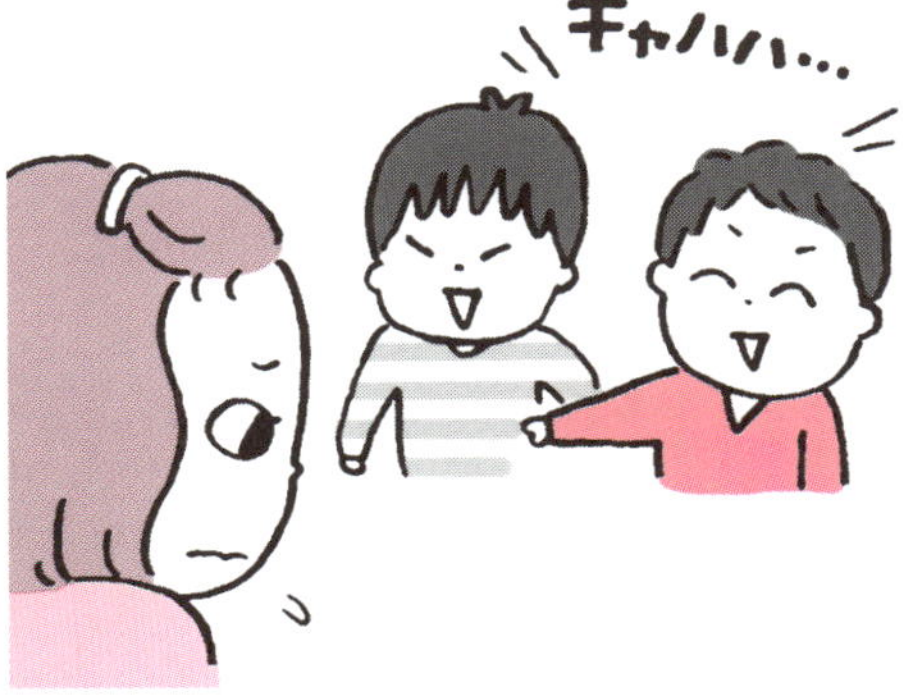
ギャハハ…

9

吃音が減らなければ機械を使った訓練が必須

□

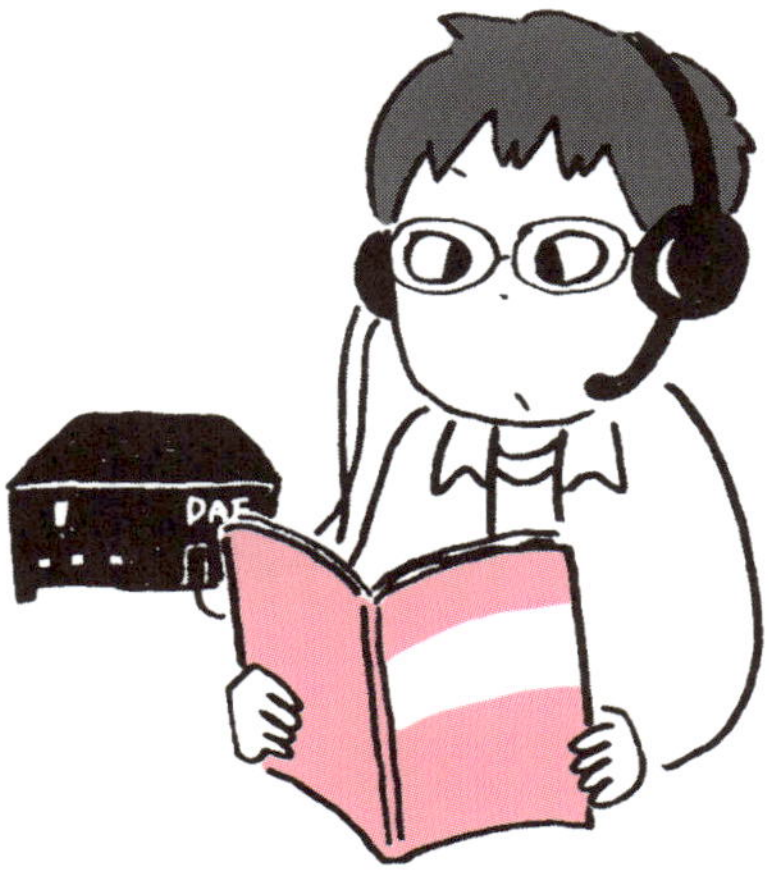
DAF

10

吃音を隠す工夫はしないほうがよい

□

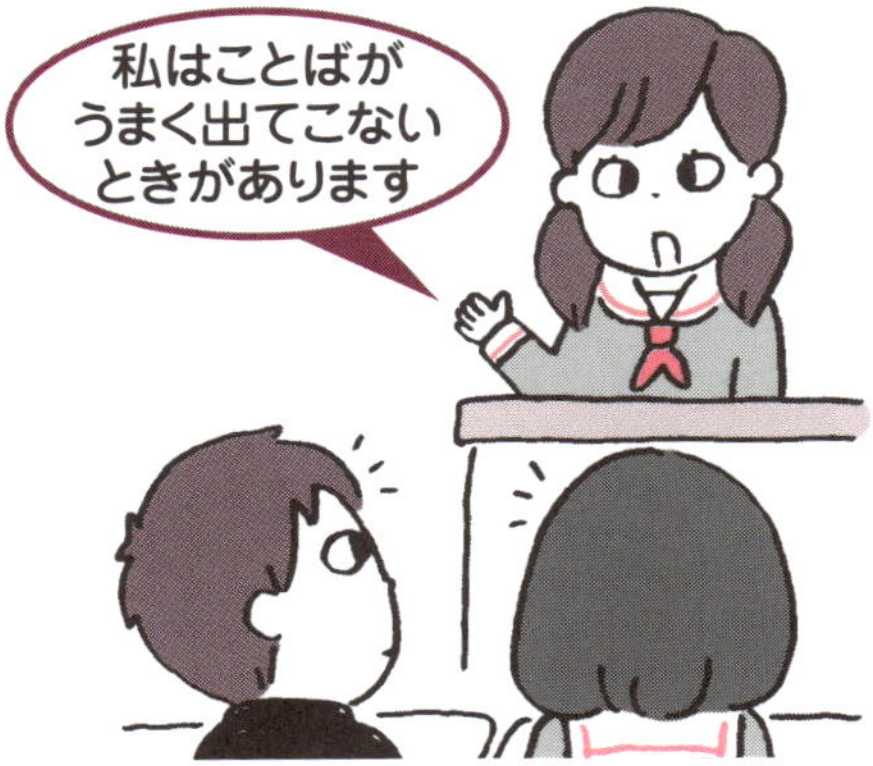
私はことばが
うまく出てこない
ときがあります

11

治るかどうかは本人の性格と努力しだい

□

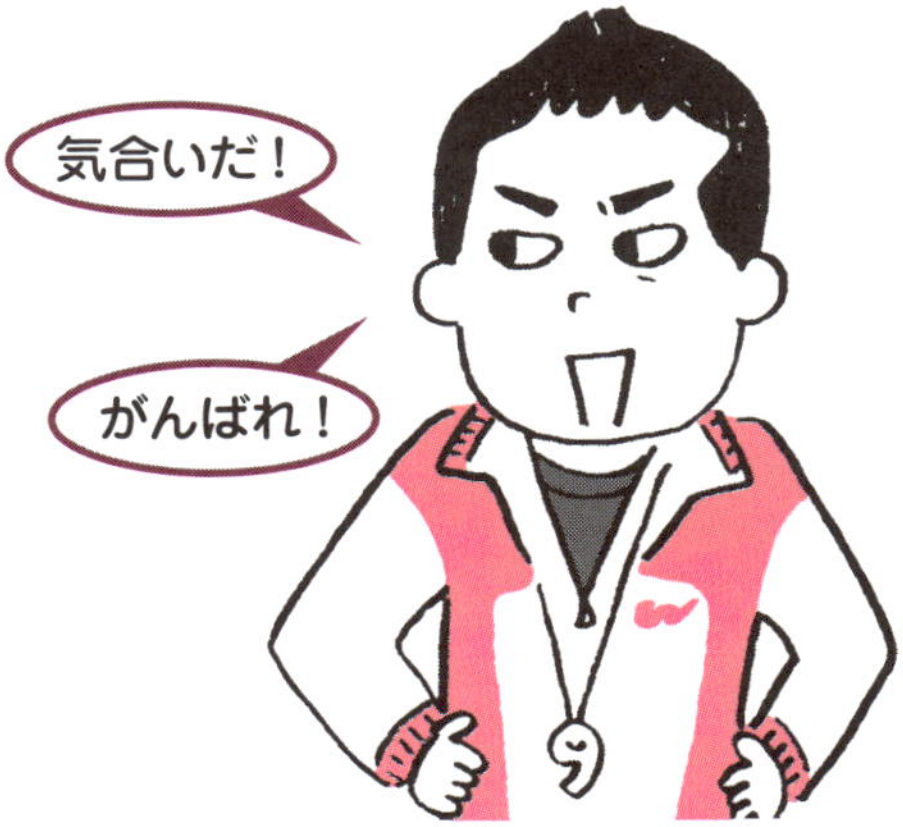
気合いだ！
がんばれ！

12

吃音は発達障害には含まれない

□

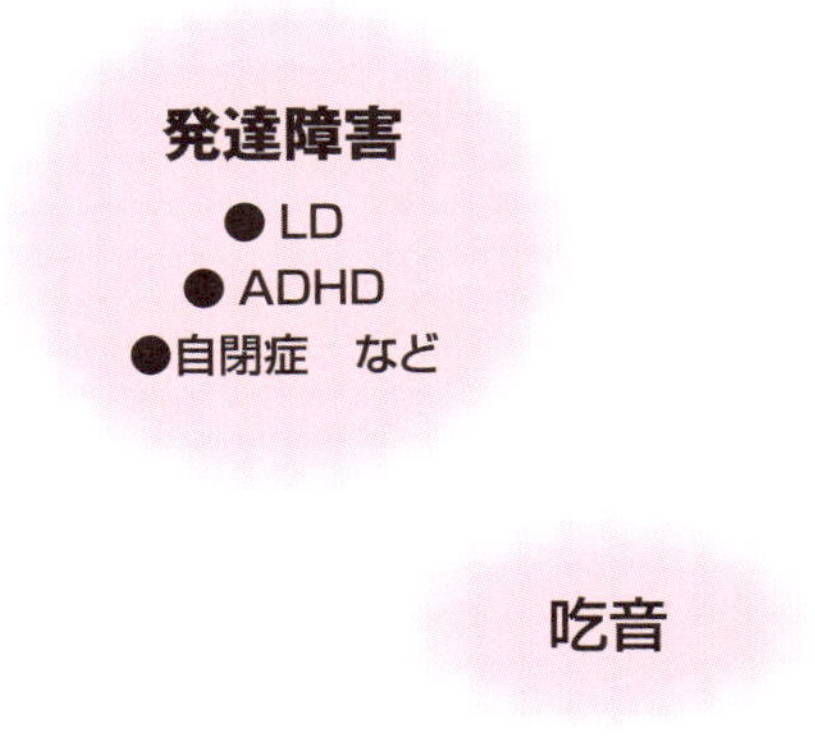

解答と解説

吃音についての常識は、時代によって大きく変化しています。過去の常識が、必ずしも正しいわけではありません。「ことばのつかえやすさ」を大きな問題にしないためには、吃音について最新の知識を正しく学び、適切に対応していくことが必要です。

1 ×　吃音は、子どもが急激に言葉を獲得していくうえで起きる副産物のようなもの。話し方をまねて始まるわけではありません（→ 14 ページ）。

2 ×　吃音が始まるかどうかを決める最大の要因は、もって生まれた体質です（→ 16 ページ）。育て方とは関係ありません（→ 14 ページ）。

3 ○　吃音の大半は２～４歳で発症し、３年以内に男子で６割、女子なら８割の子が、自然にどもらなくなります（→ 19 ページ）。

4 ○　上記のとおり、女子にくらべて男子のほうが自然に回復していく確率は低く、小学生以降も吃音が残る可能性が高めです（→ 19 ページ）。

5 ×　吃音があるからといってつねにどもるわけではありません。すらすら話せるときもあるのが吃音です(→ 34 ページ)。

6 ×　「ゆっくり」「落ち着いて」などというアドバイスは、「あなたの話し方はダメ」と言っているのと同じ。やめましょう（→ 20 ページ）。

7 ×　吃音の自覚は比較的早くから芽生えます(→ 22 ページ)。大人が意識させなくても、友だちからまねされたり、指摘されたりするものです。

8 ○　６割程度の子がからかい・いじめを受けています。大人がしっかり指導して、からかいの芽を摘むことが必要です（→ 66 ページ）。

9 ×　特別な機械を使っても、訓練で吃音を完全になくすのはむずかしいのが現実です。必須とはいえません（→ 44 ページ）。

10 ○　「吃音を隠そう」とするあまり、人とのかかわりを避けるようになることがあります（→ 68 ページ）。吃音の最大のリスクです。

11 ×　「話す意欲」を奪わないことが吃音の悩みを軽くするためにもっとも大切なことです（→ 48 ページ）。本人の性格や努力とは無関係です。

12 ×　吃音は、言語障害の一種で、国が定めている発達障害者支援法の対象疾患のひとつとされています（→ 74 ページ）。

1

どうしよう！
子どもの気がかりな話し方

たくさんのことばを覚え、おしゃべりが増えてくる幼児期は、
吃音が出やすくなる時期でもあります。
「お、お、お、おかーさん」「てーーーーーれび、みていい？」
――ことばの頭の音《おん》のくり返しや、引き伸ばしなど、
子どもの気がかりな話し方に気づいたとき、
まわりの大人がすべきこと、してはいけないことは？
正しい知識をもって、子どもの吃音に対応していきましょう。

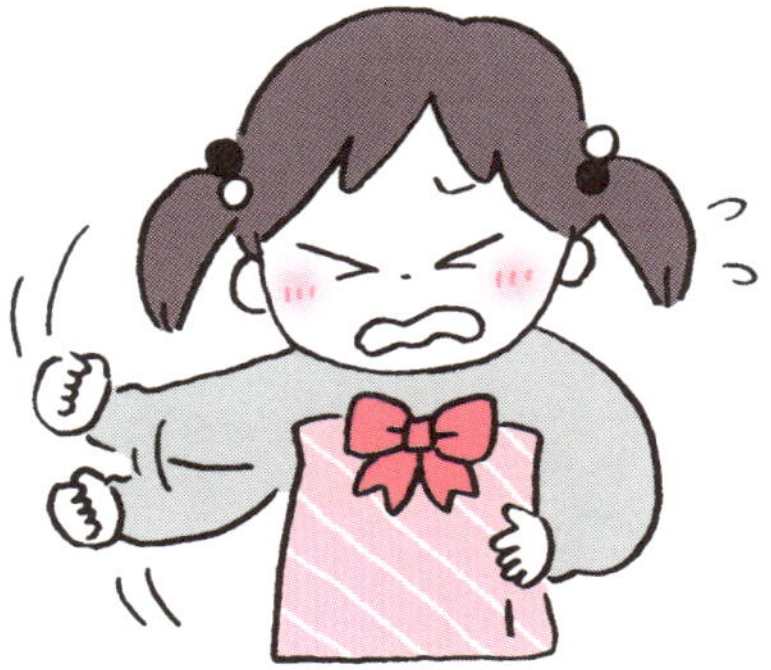

ストーリー①

子どもが急にどもり始めた。これって、私のせいなの?

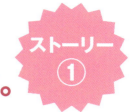

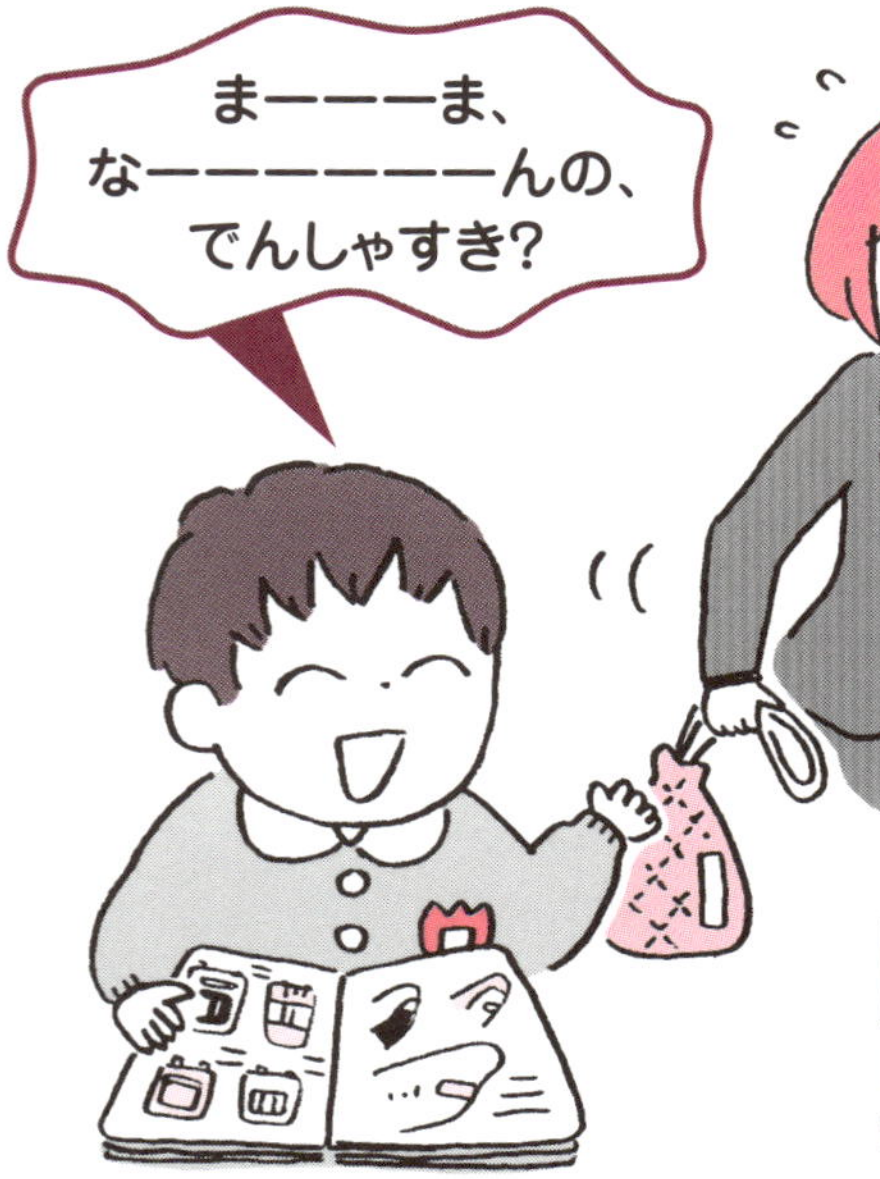
まーーーま、
なーーーーーーんの、
でんしゃすき?

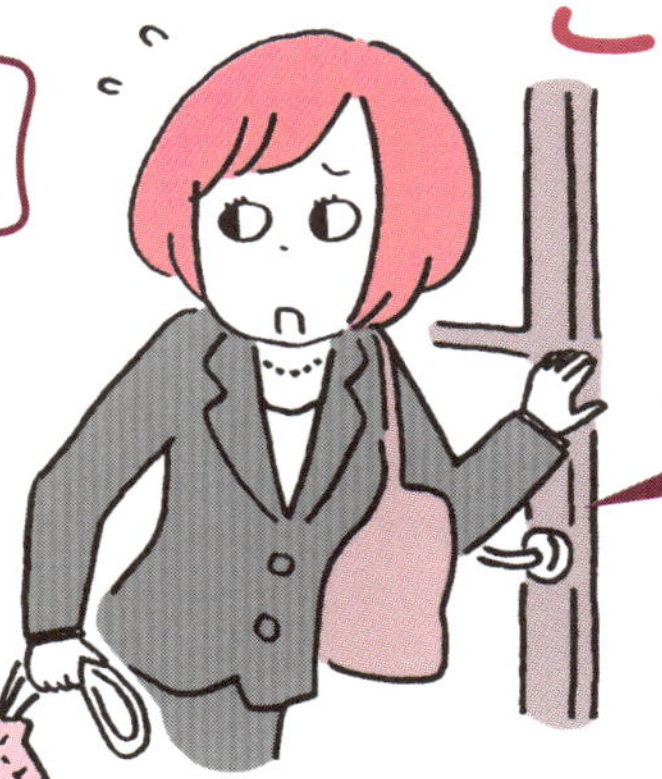

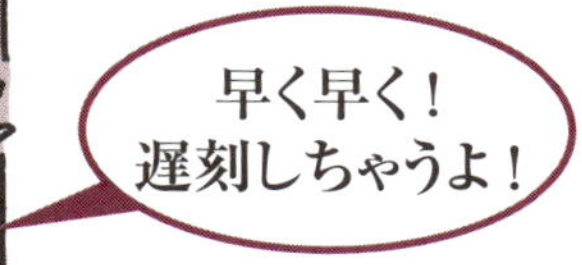
早く早く!
遅刻しちゃうよ!

1 うちの子は3歳。元気に保育園に通っています。電車が大好きで、毎日、知っているかぎりの電車の名前をくり返しています。

2 夫も私も仕事が忙しく、保育園の送迎を実家の母に頼む日が続いていたある日のこと。母が帰宅した私にそっと耳打ちしました。息子がどもるようになってきたというのです。

3 息子が、この頃、ことばの頭の音を長く伸ばして話すようになってきたことには気がついていました。でも私は、どもるというのは頭の音をくり返す話し方をいうのだと思っていたので、気にしてはいなかったのです。

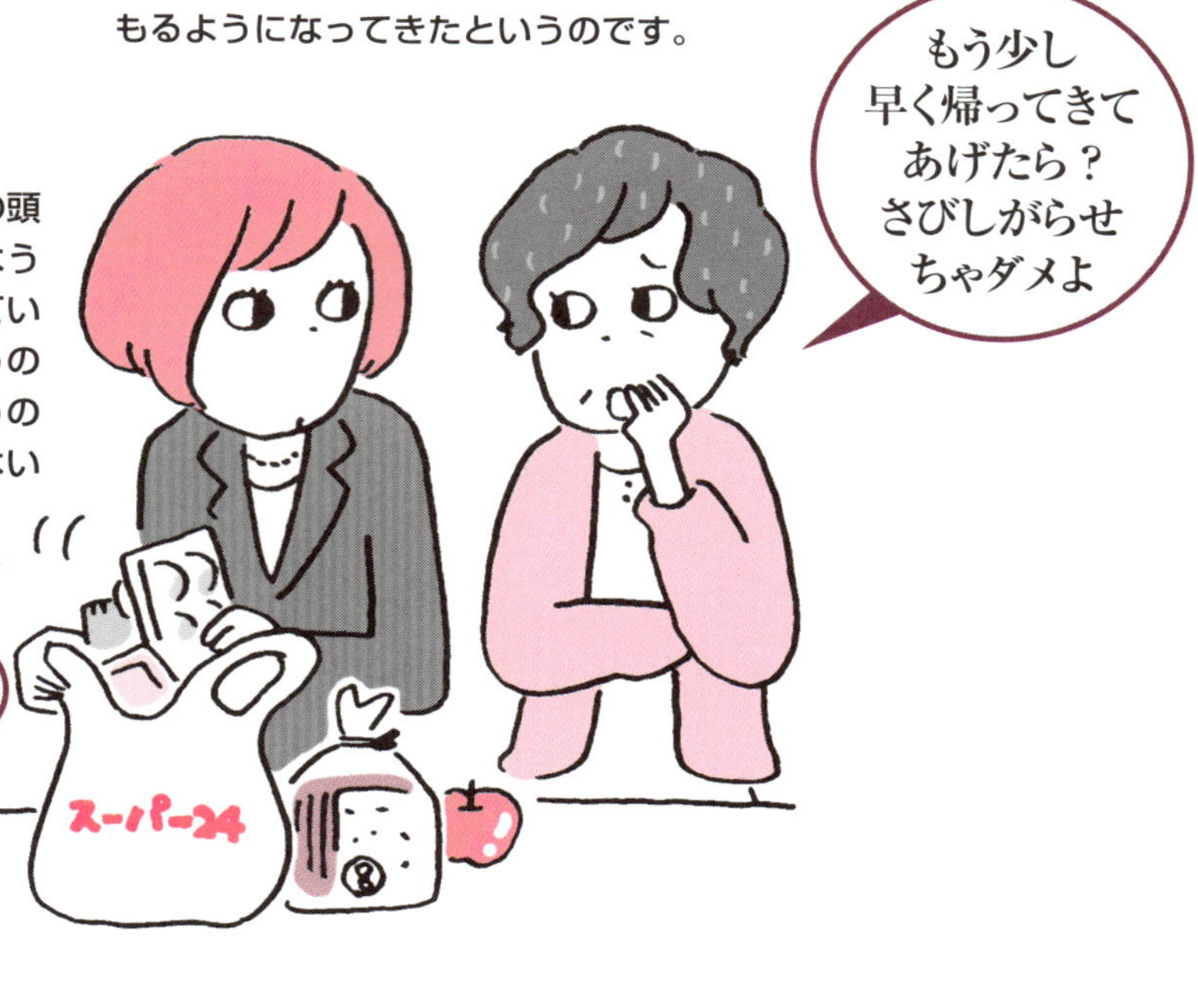
もう少し
早く帰ってきて
あげたら?
さびしがらせ
ちゃダメよ
スーパー24

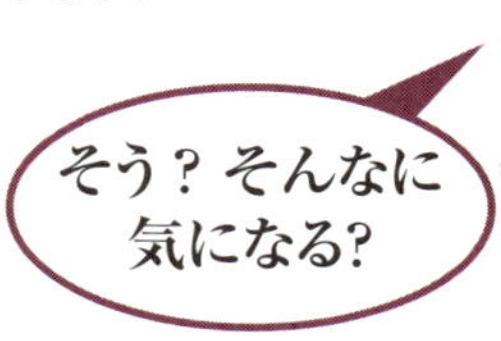
そう? そんなに
気になる?

4 母の指摘からしばらくして、息子はあきらかにどもるようになってきました。ちょうどその頃、私は第二子を妊娠していることがわかりました。つわりも始まって調子が悪く、つい息子にきつい口調で注意しては、自己嫌悪に陥るというくり返しでした。

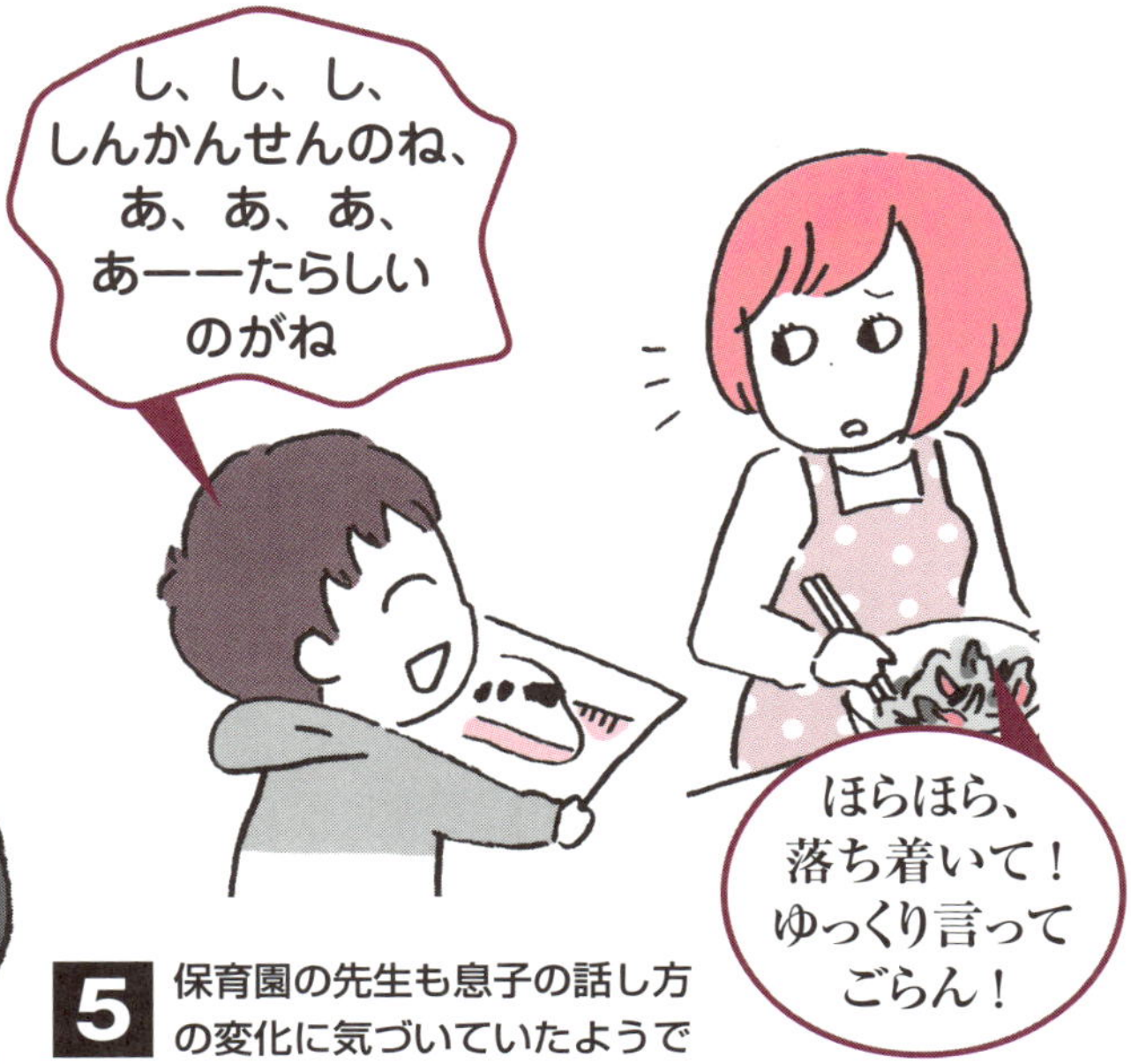
し、し、し、
しんかんせんのね、
あ、あ、あ、
あーーたらしい
のがね
ほらほら、
落ち着いて！
ゆっくり言って
ごらん！

5 保育園の先生も息子の話し方の変化に気づいていたようです。悩んでいる私に、相談先を教えてくれました。でも、相談に行くのはなんとなく気がひけます。

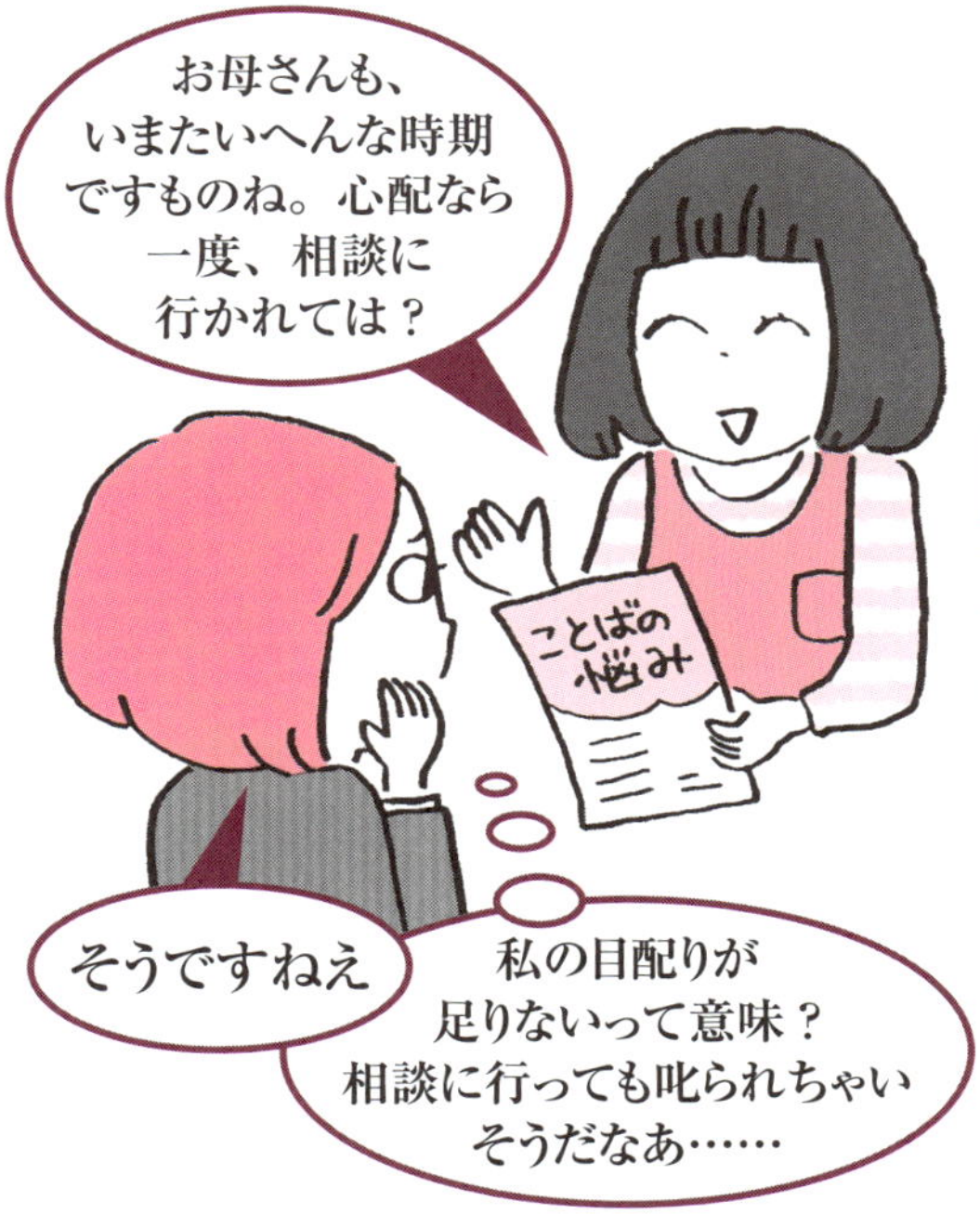
お母さんも、
いまたいへんな時期
ですものね。心配なら
一度、相談に
行かれては？
ことばの悩み
そうですねえ
私の目配りが
足りないって意味？
相談に行っても叱られちゃい
そうだなあ……

6 夫とも相談のうえ、「しばらく様子をみよう」ということになりました。でも、様子をみるって、なにをすればいいんだろう？　私と息子との吃音ストーリーの始まりです。

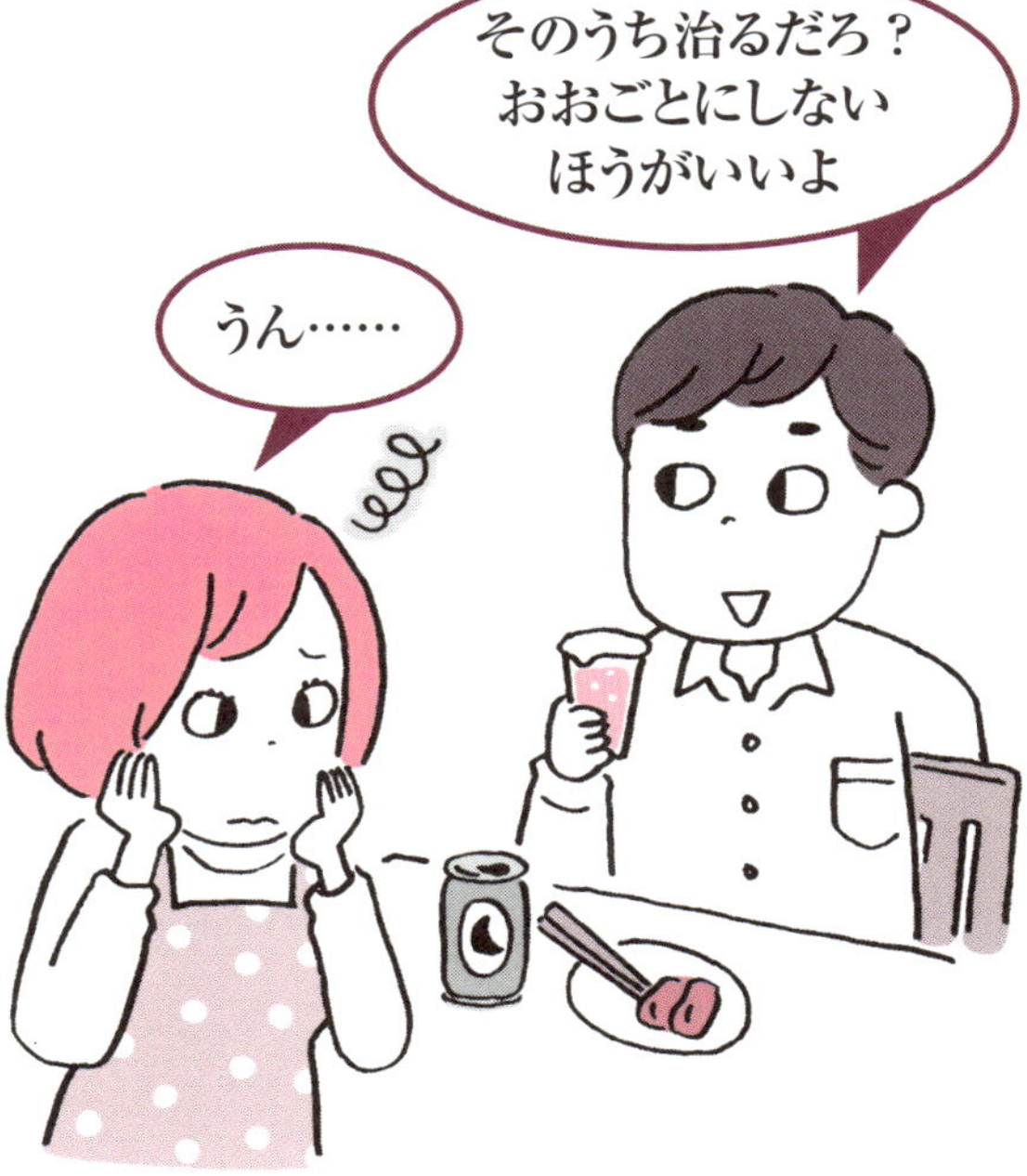
そのうち治るだろ？
おおごとにしない
ほうがいいよ
うん……

**子どもの吃音に
気がついたとき、親がまず
心がけるべきことは？**

吃音のタイプ

「くり返し」「引き伸ばし」「出にくさ」の三つがある

幼児期はことばを獲得していく途上にあります。子どもの気がかりな話し方のすべてが吃音とはかぎりませんが、ここに示すどれかにあてはまれば、吃音の始まりと考えます。

話し始めがスムーズにいかない

吃音は、話し始めのタイミングが合わなくなるために生じます。ことばの最初の音のくり返しや引き伸ばしから始まり、それが続くうちに最初の一言が出にくくなったりもします。

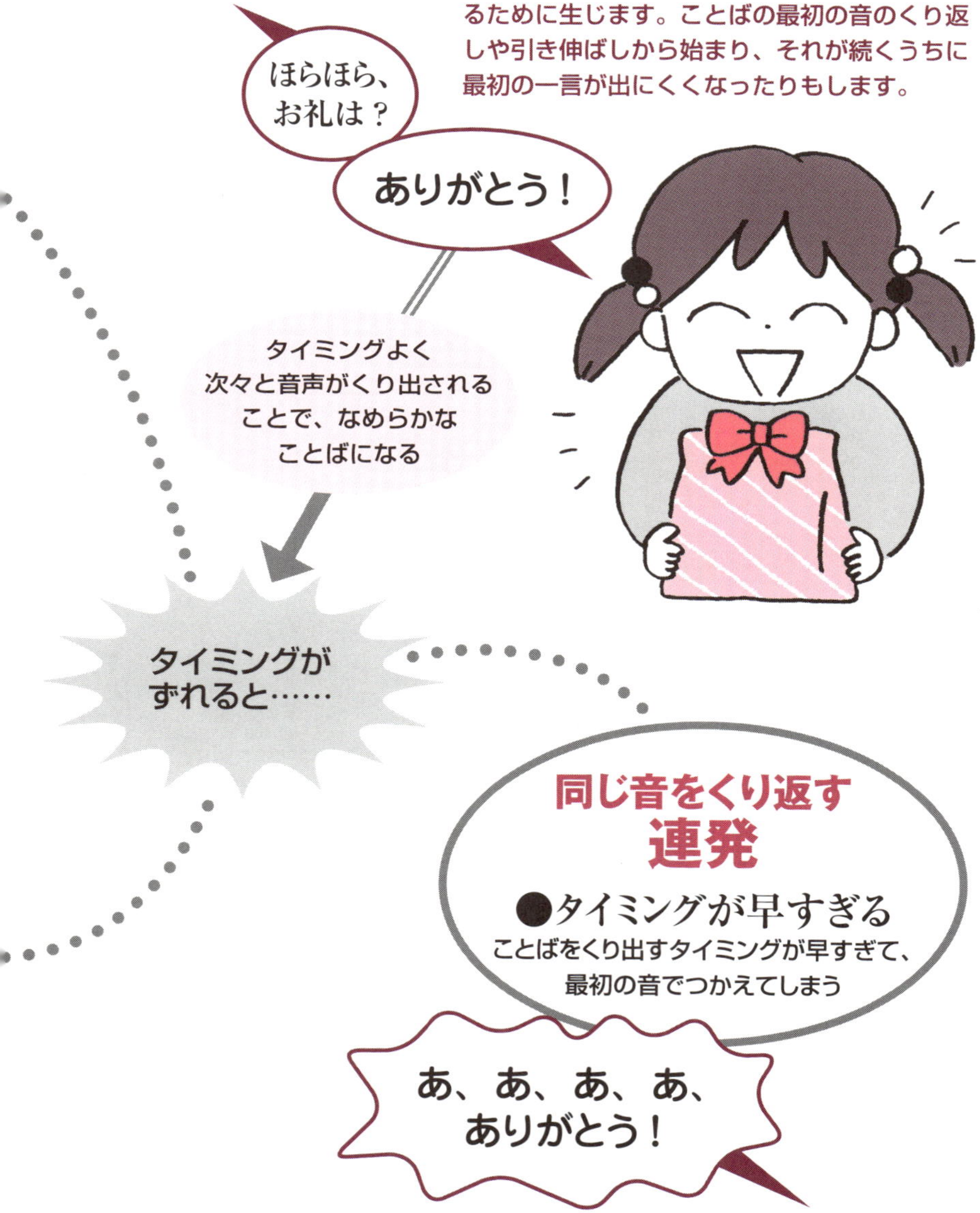
ほらほら、お礼は？
ありがとう！
タイミングよく次々と音声がくり出されることで、なめらかなことばになる
タイミングがずれると……
同じ音をくり返す
連発
●タイミングが早すぎる
ことばをくり出すタイミングが早すぎて、最初の音でつかえてしまう
あ、あ、あ、あ、ありがとう！

始まってもあわてずに。正しい知識で対応していく

幼児期の子どもは、どんどんことばを覚え、よく話すようになっていきます。話し始めの頃には、「ボール、ボール、とって!」などと、一つのことばをくり返すこともよくあり、たどたどしさが目立つものです。

吃音も、ことばが増えていく年齢で発症しやすくなります。ことば全体ではなく、「ボ、ボ、ボ、ボールとって!」といったように、ことばの最初の音だけをくり返したり、「ボーーーーーーール、とって!」と、最初の音を引き伸ばしたりするようになったりするのが吃音です。

こうした話し方に気づいても、あわてることはありません。「あ、始まったか」と、冷静に受け止めるようにしましょう。吃音についての正しい知識を学び、適切に対応していくことが大切です。

最初の音を引き伸ばす 伸発

●タイミングが遅すぎる

ことばの最初の音から次の音に移るまでのタイミングが遅く、最初の音が引き伸ばされる

あーーーーーーーー
りがとう!

なかなかことばが出てこない 難発

●タイミングがとれない

タイミングがとれずにことばが出てこなかったり、一生懸命タイミングを合わせようと、のどに力が入り、最初の音だけが大きくなったりする

ことばを絞り出そうとしてしかめ面になったり、腕をふったり、飛び跳ねたりといった動作をしながらことばを発するようになることもある(随伴症状→33ページ)

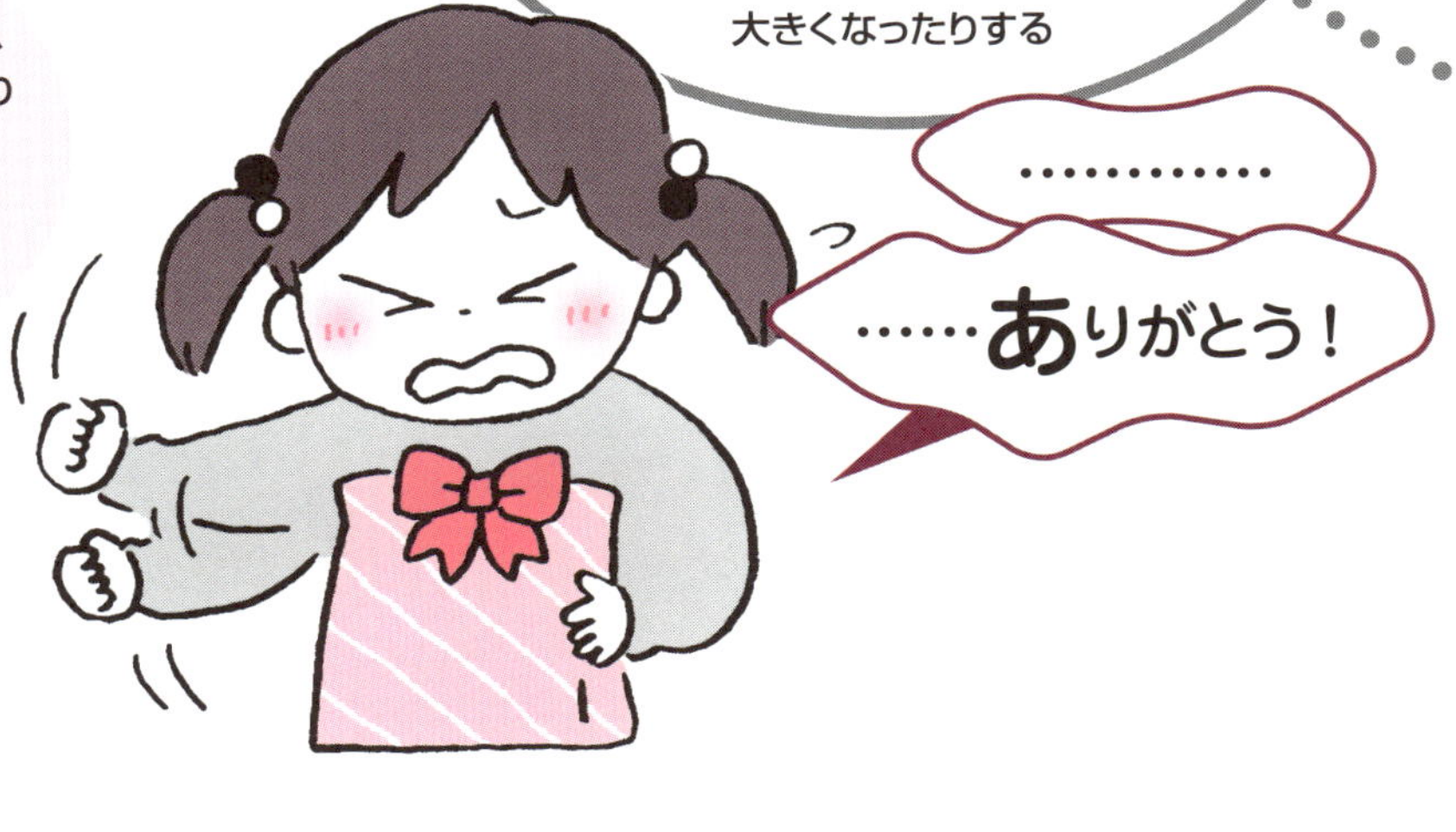

発症の原因

急激な言語発達の副産物。育て方のせいじゃない

「子どもの吃音は親の責任」などといわれた時代もありましたが、現在、こうした説は否定されています。「私のせいで子どもがどもるようになった」などと自分を責めることはありません。

急に発症する子が四割。直前の出来事とは無関係

子どもの吃音に気づいた親は、「昨日まで（あるいは二、三日前まで）は、ふつうに話していたのに」と心配し、「私が強く叱ったせい？」などと発症直前の出来事と関連づけて罪悪感をいだきがちです。しかし、吃音の多くは突然始まるもの。後づけの「きっかけ」探しに意味はありません。

▼吃音の発症のしかた

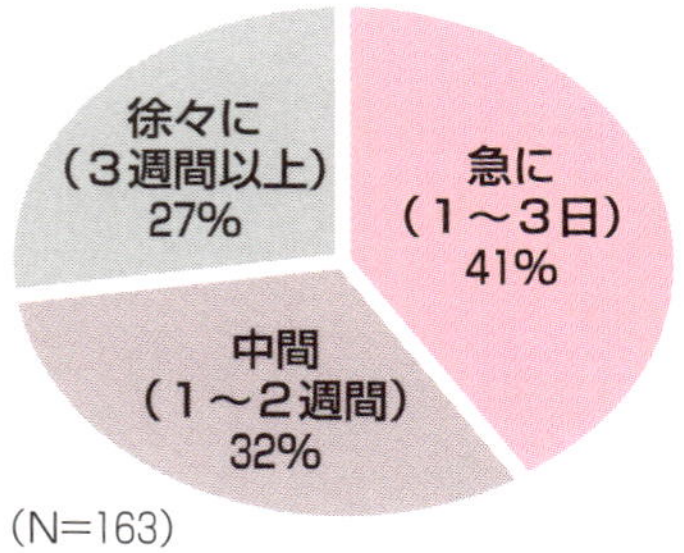
急に（1～3日）41%
中間（1～2週間）32%
徐々に（3週間以上）27%

(N=163)
(Yairi and Ambrose, 2005)

よくある誤解

多くの人は、吃音のことをよく知らないため、あれこれ勝手なことを考えがち。ときには本人やその親に、面と向かって意見する人もいます。

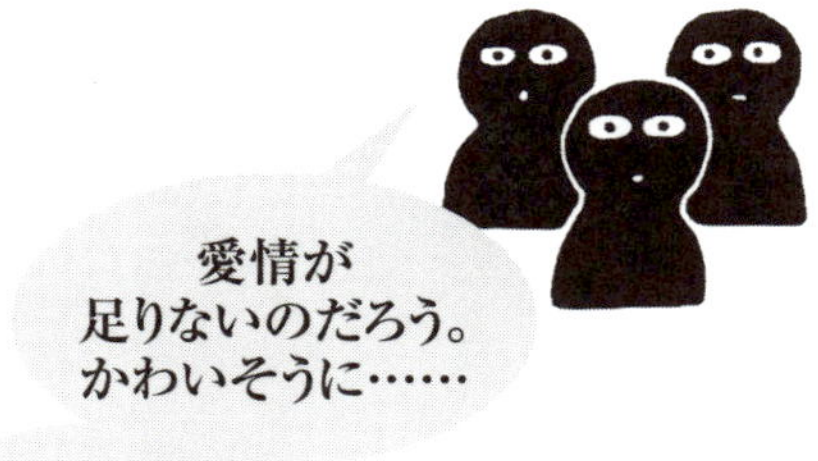
愛情が足りないのだろう。かわいそうに……

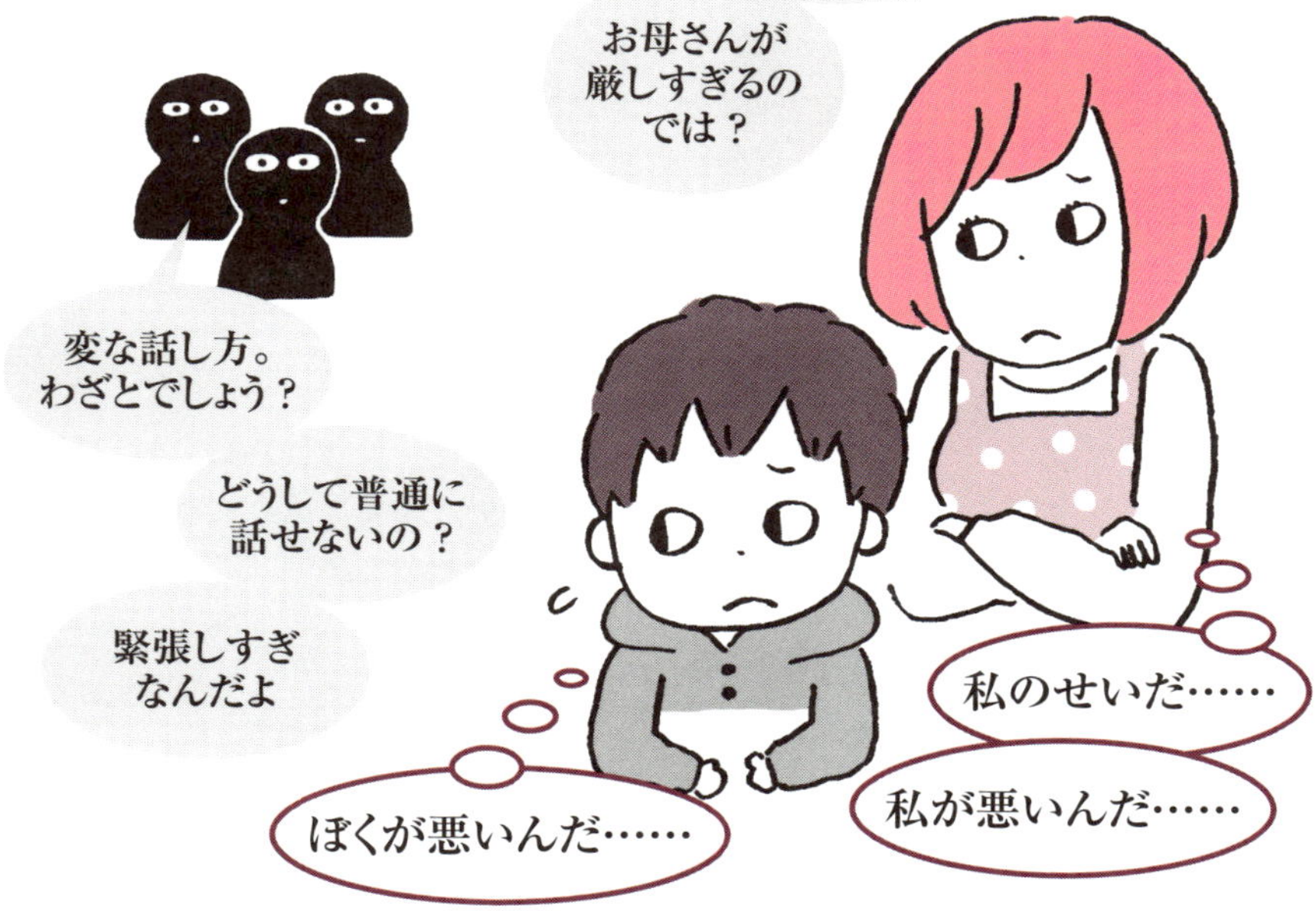
お母さんが厳しすぎるのでは？
変な話し方。わざとでしょう？
どうして普通に話せないの？
緊張しすぎなんだよ
私のせいだ……
私が悪いんだ……
ぼくが悪いんだ……

最新の研究でわかったこと

2013年、吃音の子どもをもつ親にとって、心強い研究成果が発表されました。「4歳になるまでの、吃音の自然発症率前向き研究（Reillyら）」がそれ。判明したのは次のようなことです。

母親の精神状態は、子どもの吃音の発症に関係しない

親の育て方が悪いわけじゃない！

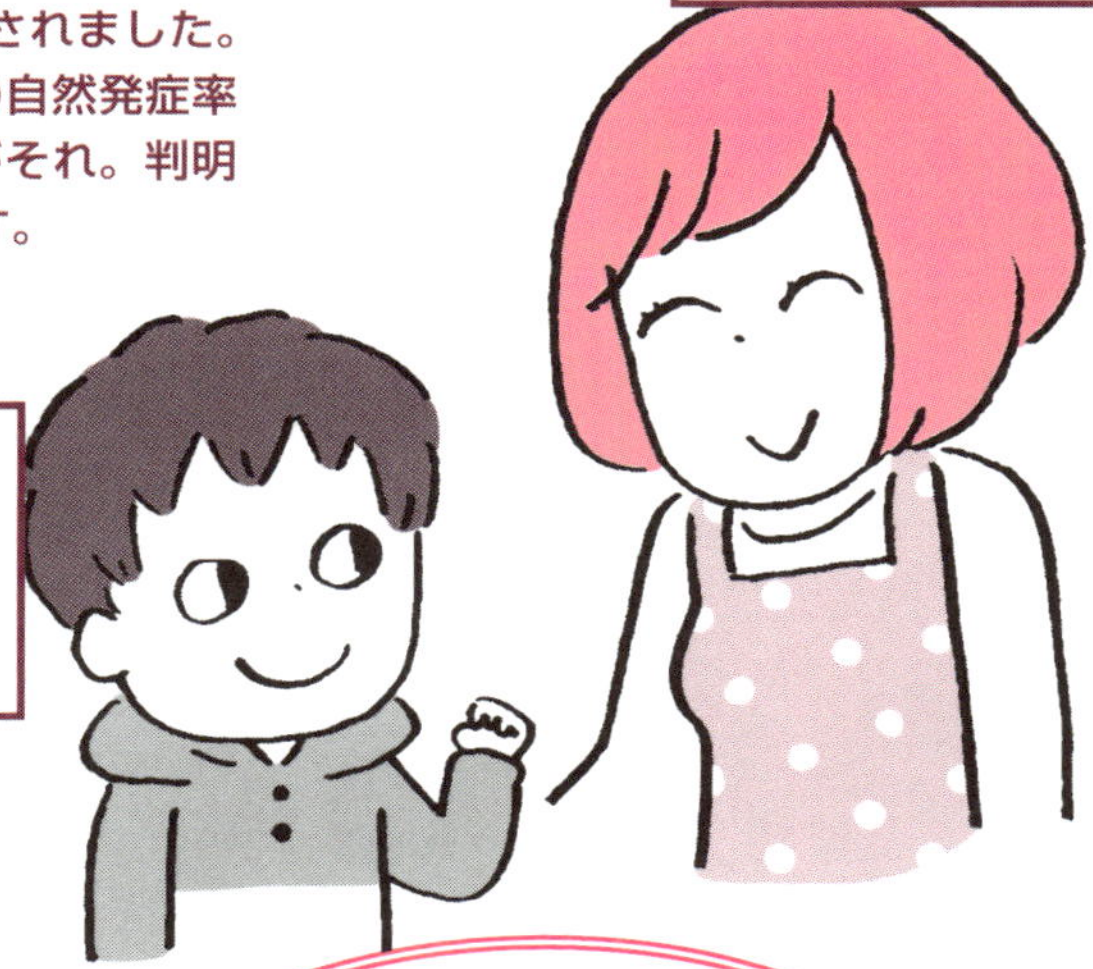

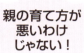

子どもの性格・気質・感情面は、吃音の発症に関係しない

もちろん、子ども自身も悪くない！

吃音のある子は、ほかの子とくらべて言語発達がよい

ひらたくいえば、ことばをたくさん知っているということ。文章を考えたり、読んだり、書いたりする能力も高いといえます。

吃音は、急激な言語発達の副産物である!

親が厳しすぎるからでもなく、本人が繊細で緊張しやすいからでもありません。頭の中で一気に増えていくことばに、口がついてこられないために吃音は起こるというのが、Reillyらの研究で示された結果です。

親が罪悪感をもつ必要はない

吃音がなぜ起こるのか、そのしくみは完全にはわかっていません。しかし、数十年前に唱えられていた「まねから始まる」という説や、「左利きを右利きに矯正したから」という説、「母親のしつけ方の問題」「親が本人に『その話し方は吃音だ』と意識させたから」などといった考え方は、その後の研究により、否定されています。

ですから、子どもの吃音に、親が罪悪感をもつ必要はありません。むしろ「うちの子の頭には、ことばがたくさん詰まっているのだ」と、誇りに思ってもよいくらいです。自信をもって、子どもに向き合っていきましょう。

発症の原因

七割は体質。脳の働き方にくせがある

言語発達がよいからといって、みんながみんな吃音を発症するわけではありません。吃音が発症するかどうかは、もって生まれた体質によるところが大きいこともわかっています。

なりやすさはDNAで決まっている

ここでいう体質とは、DNAレベルで決まっているもの。吃音になりやすい遺伝子をもつ子に、別の要因が加わることで、吃音が発症するのだと考えられています。

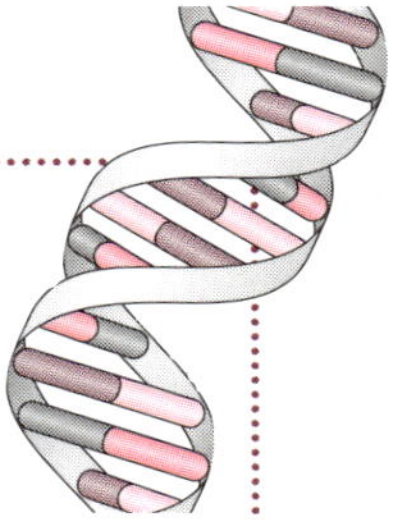

DNAと遺伝子

DNAは細胞の核のなかにある物質。DNAのなかには、遺伝情報を伝える遺伝子が含まれている。2011年、吃音の発症にかかわる遺伝子のひとつが発見されている（Kang, et al; NEJM 2011）

吃音になりやすい体質はない子
吃音になりやすい体質がある子
体質以外の要因だけでは発症しにくい
体質があるからといって必ずしも発症しない
同じような環境
家庭環境、生活状況など
同じような発達レベル
急激な言語発達など
吃音にならない
吃音になる

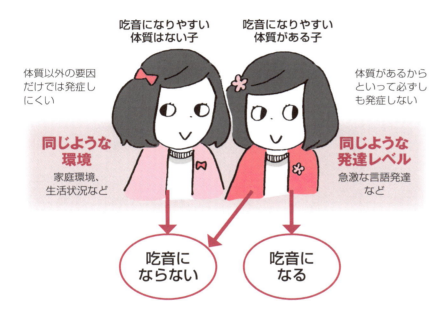

▼双子研究の成果

		総数	2人とも吃音	1人だけ吃音
遺伝子が同じ	一卵性（女）	1233	4	20
	一卵性（男）	567	6	20
遺伝子が違う	二卵性（女）	751	1	16
	二卵性（男）	352	1	19
	二卵性（男女）	907	1	47

環境も発達レベルも同等の双子が2人そろって吃音になる確率は、一卵性の双子のほうが二卵性の双子より高い。つまり、吃音の発症は遺伝的な影響が強いということ

（N=3810組）
(Andrews et al., 1991)

吃音がある子の脳の働き方

ことばは脳が操るもの。幼少期に発症する吃音は、脳そのものに病変がみられるわけではありませんが、吃音の有無で脳の活動パターンが異なると報告されています。つまり吃音のある子は、脳の働き方にくせがあるのです。

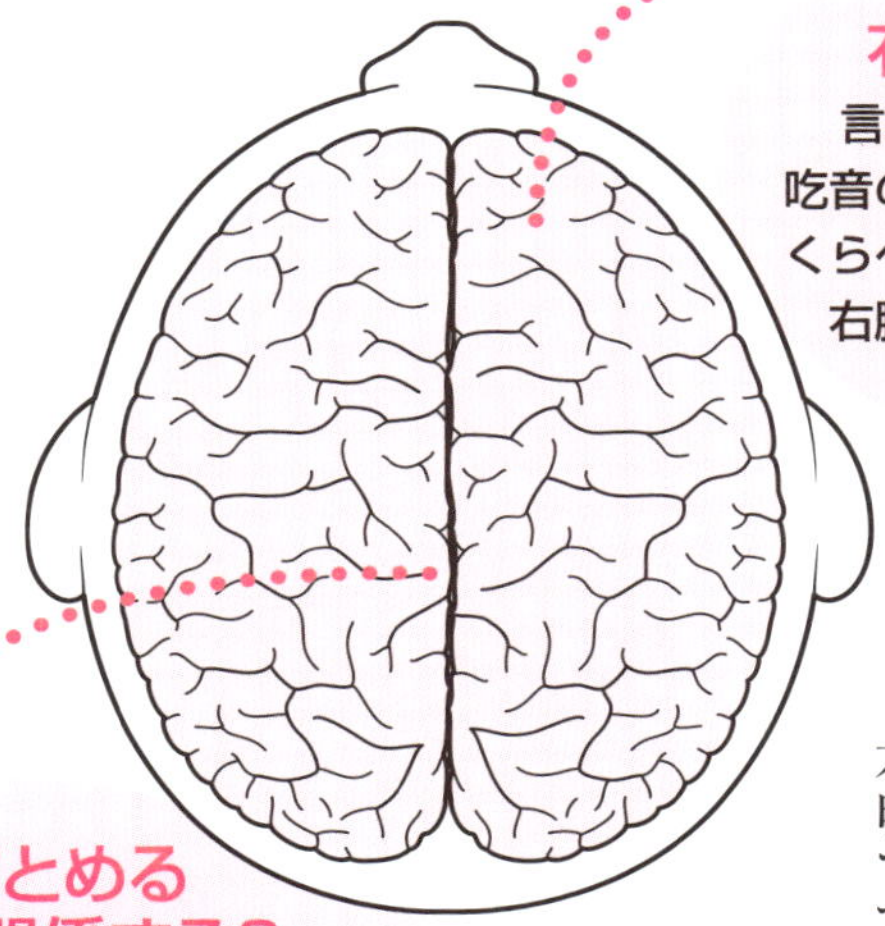

左脳より右脳の活動がさかん

言語の中枢は左脳にありますが、吃音のある子どもは、吃音のない子にくらべて左脳の活動は低く、かわりに右脳の活動がさかんになっている傾向がみられます。

感覚をまとめるシステムも関係する？

言語中枢だけでなく、ほかの部位が損傷した場合でも、吃音が起きることがあります。言語を担う部位だけでなく、口や声帯を動かして声を出す、自分の声を聴いて指示を出し直すなど、さまざまな感覚を統合するシステムも吃音にかかわると推測されています。

詳しいしくみは未解明。脳の働きの問題か？

双子研究などの成果から、吃音が発症する原因の七割は体質によるものと考えられています。残りの三割は、ことばの急速な発達を促す環境などが影響している可能性はありますが、具体的なことは不明です。

また、吃音のある人とない人でみられる脳の働き方の違いも、その違いが吃音にどうつながるのかはわかっていません。吃音は、まだまだ不可解な面も多いのが実情です。

吃音は遺伝するということ？

親に吃音があるからといって、かならずしも吃音になりやすい体質が子どもに引き継がれるわけではありません。たしかに吃音がない親にくらべれば、子どもが吃音になる確率は高めです。それでも、子どもが七人いれば、そのうち一人は吃音になるかもしれないという程度のものです。

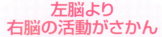

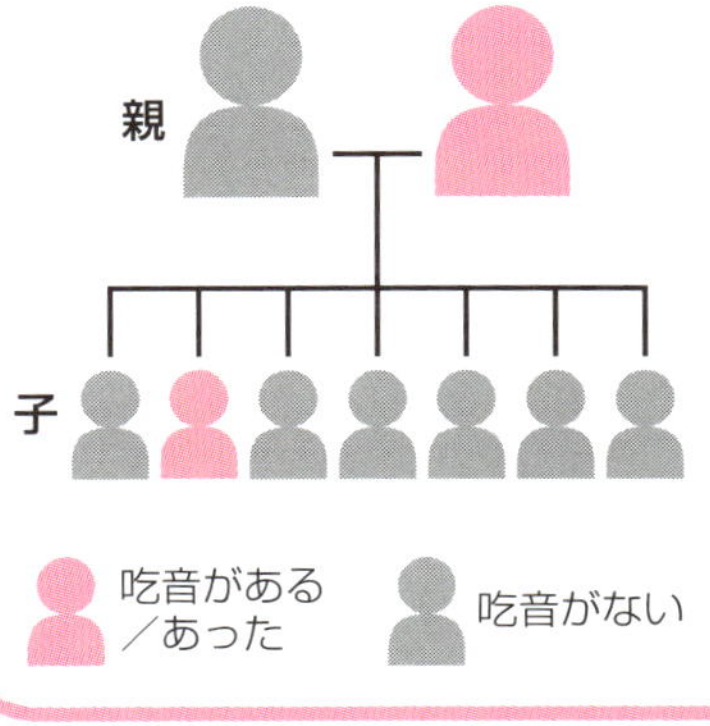

(Ambrose NG, Cox NJ, Yairi E.; J Speech Lang Hear Res 1997)

吃音が起きる割合

二〜四歳の二〇人に一人。治る子も多い

言語発達を含め、脳の働きがどんどん複雑になっていく幼児期には多くの子どもに吃音がみられます。しかし、成長とともにスムーズに話せるようになる子も少なくありません。

「うちの子だけ」のことじゃない

子どもの吃音に気づき、「なぜうちの子だけが……」と思い悩んでいるかもしれませんが、２～４歳の子が20人ほど集まれば、そのうち１人に吃音がみられるのが普通です。

2~4歳児の5%に吃音が発症する

半数以上の子は小学校入学前に治る

▼吃音が始まった月齢

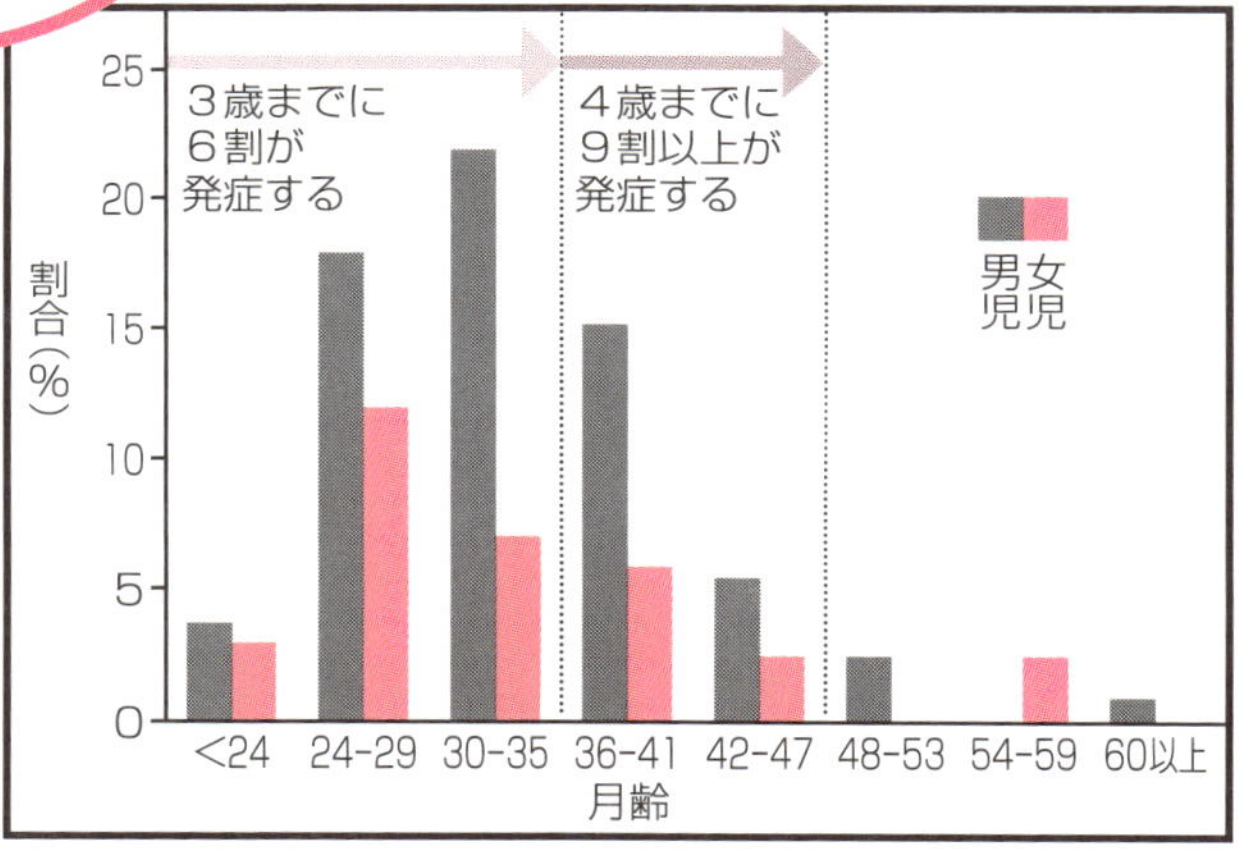
割合（%）
25
20
15
10
5
0
３歳までに６割が発症する
４歳までに９割以上が発症する
男児
女児
<24
24-29
30-35
36-41
42-47
48-53
54-59
60以上
月齢

(N=163)
(Yairi and Ambrose, 2005)

治らなくても困らないように対応していく

子どもの吃音は、しばしば「そのうち自然に治るから、気にしないでいい」などといわれます。たしかに、幼児期に始まった吃音の八割は自然に消えていきます。ただし、成人になっても一〇〇人に一人は、吃音が残るというのもまた現実です。

その子の吃音が自然に消えていくのか、それとも長く続くことになるかは予測不可能です。ですから、「吃音が残っても困らないように」と考え、対応していくことが今できる最良の取り組みです。

もちろん、そうした取り組みは、自然に治っていく子にとっても、決して無駄なことではありません。

男の子は3年で6割、女の子は3年で8割の子が治る

発症した段階で、吃音がこの先ずっと続くかどうかを確かめる方法はないが、自然に治っていく場合には、小学校入学前に吃音がみられなくなることが多い

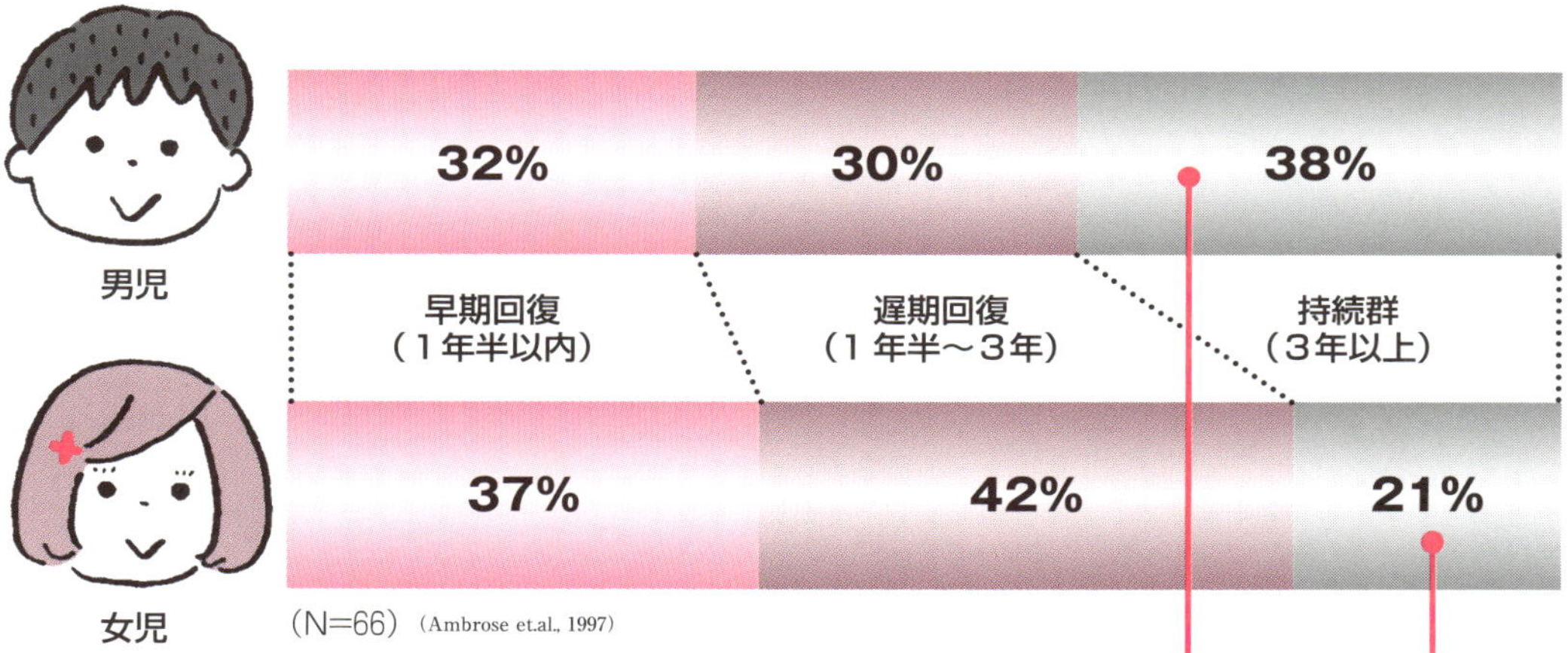
男児
32%
30%
38%
早期回復
（１年半以内）
遅期回復
（１年半～３年）
持続群
（３年以上）
女児
37%
42%
21%

（N=66）（Ambrose et.al., 1997）

吃音が続く可能性が高いのは

- 女児より男児
- 家族に吃音のある人がいる子
- 発症から３年以上たっても吃音が残っている子

成人の1%は吃音がある

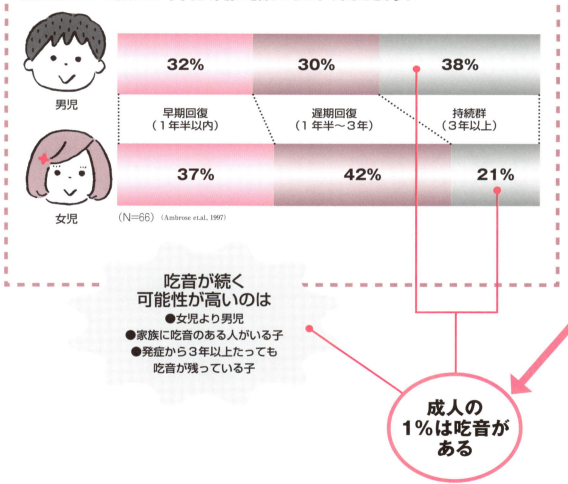

初期対応のポイント

「ゆっくり話そう」などのアドバイスは逆効果

子どもの吃音が始まったとき、まず心に銘じておきたいのは「話し方のアドバイスはしないほうがよい」ということです。親だけでなく周囲の人にも徹底させていきましょう。

大人がしがちなアドバイス

子どものたどたどしい話し方を聞くと、正しい話し方を教えたほうがよいだろうと、大人はだれでも考えがち。実際、９割近くの親は吃音が始まった子どもに「ゆっくり話そうね」などと、話し方のアドバイスをしています。

▼「ゆっくり話しなさい」「落ち着いて」と言う

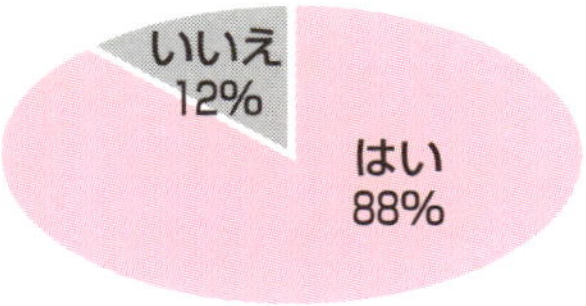

いいえ
12%
はい
88%

（N=1002）(The stuttering foundation, 2003)

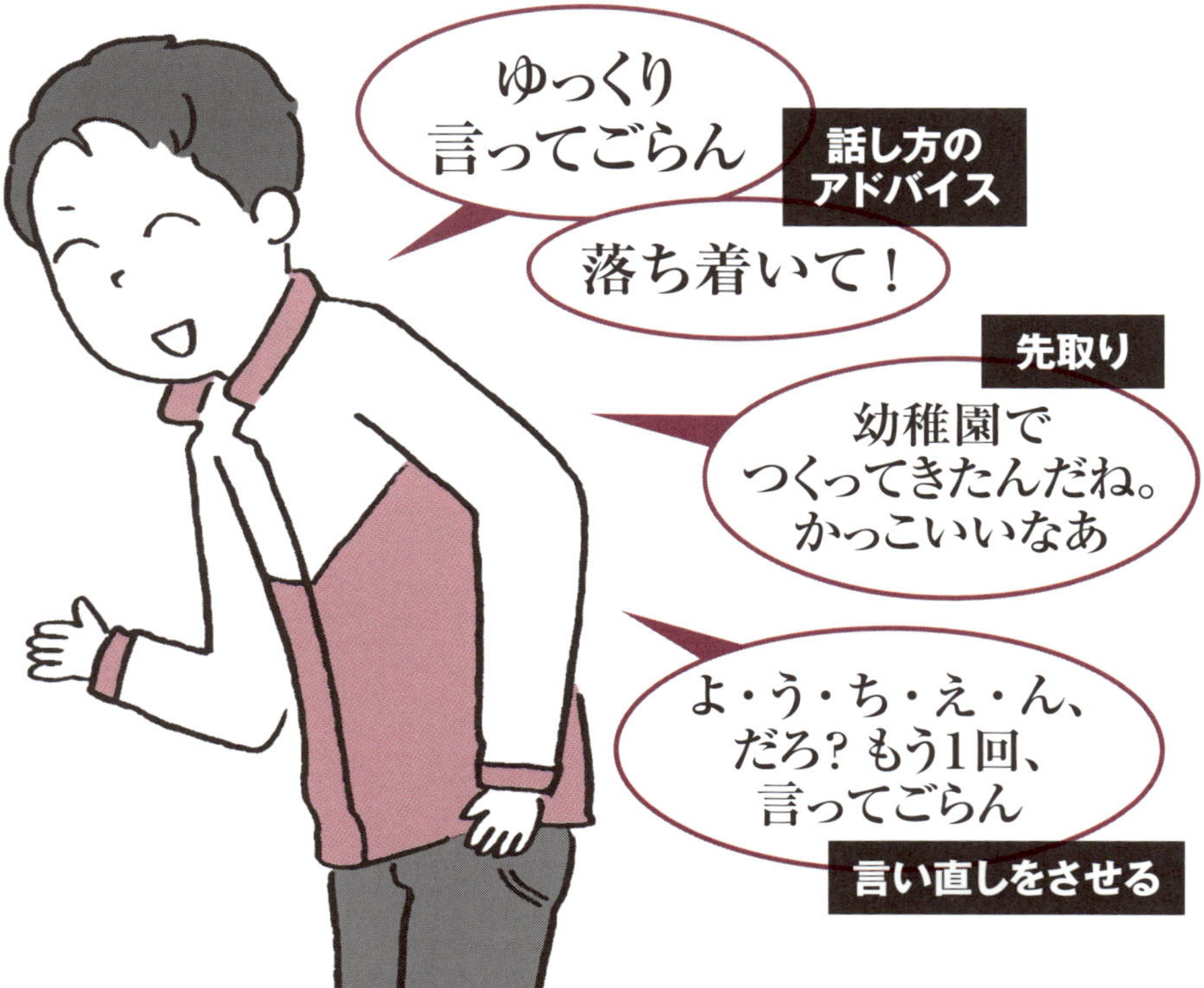

ゆっくり
言ってごらん
話し方の
アドバイス
落ち着いて！
先取り
幼稚園で
つくってきたんだね。
かっこいいなあ
よ・う・ち・え・ん、
だろ？ もう1回、
言ってごらん
言い直しをさせる

▼言い直しをさせたり、ことばの先取りをしたりする

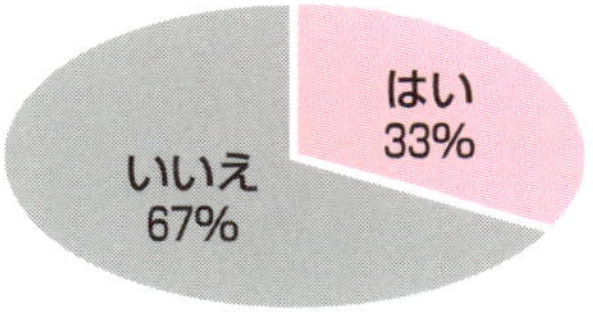

はい
33%
いいえ
67%

（N=1002）(The stuttering foundation, 2003)

よかれと思ってすることも、子どもには「ダメ出し」

はたからみれば苦しそうにみえても、本人は案外、自分の吃音に気づいていないことがあります。その場合、あえて話し方の修正を試みる必要はありません。よかれと思ってするアドバイスも、子どもは「その話し方ではダメ」と言われたように感じてしまいます。

治る子は治る。アドバイスしたから治ったわけじゃない

「『ゆっくり』と言い続けていたら治った」などという話を聞くこともあるかもしれません。たしかにゆっくり話せば吃音は出にくくなります。けれど、治る子は放っておいても治ります。

アドバイスが回復を早めるわけではありません。むしろ無用なアドバイスは逆効果。吃音が残った場合に、「注意され続けたのは、自分の話し方が悪いからだ」という思いをもたせることにもつながりかねないからです。

子どもは「いやな思い」をするだけ

スムーズに話そうとしても、それができないのが吃音です。伝えたいことがあるのに、自分ではどうしようもない話し方ばかりに注目されることで、子どもは話すことに「いやな気持ち」をもつようになるおそれがあります。

「話したい」「伝えたい」という気持ちが削《そ》がれてしまう！

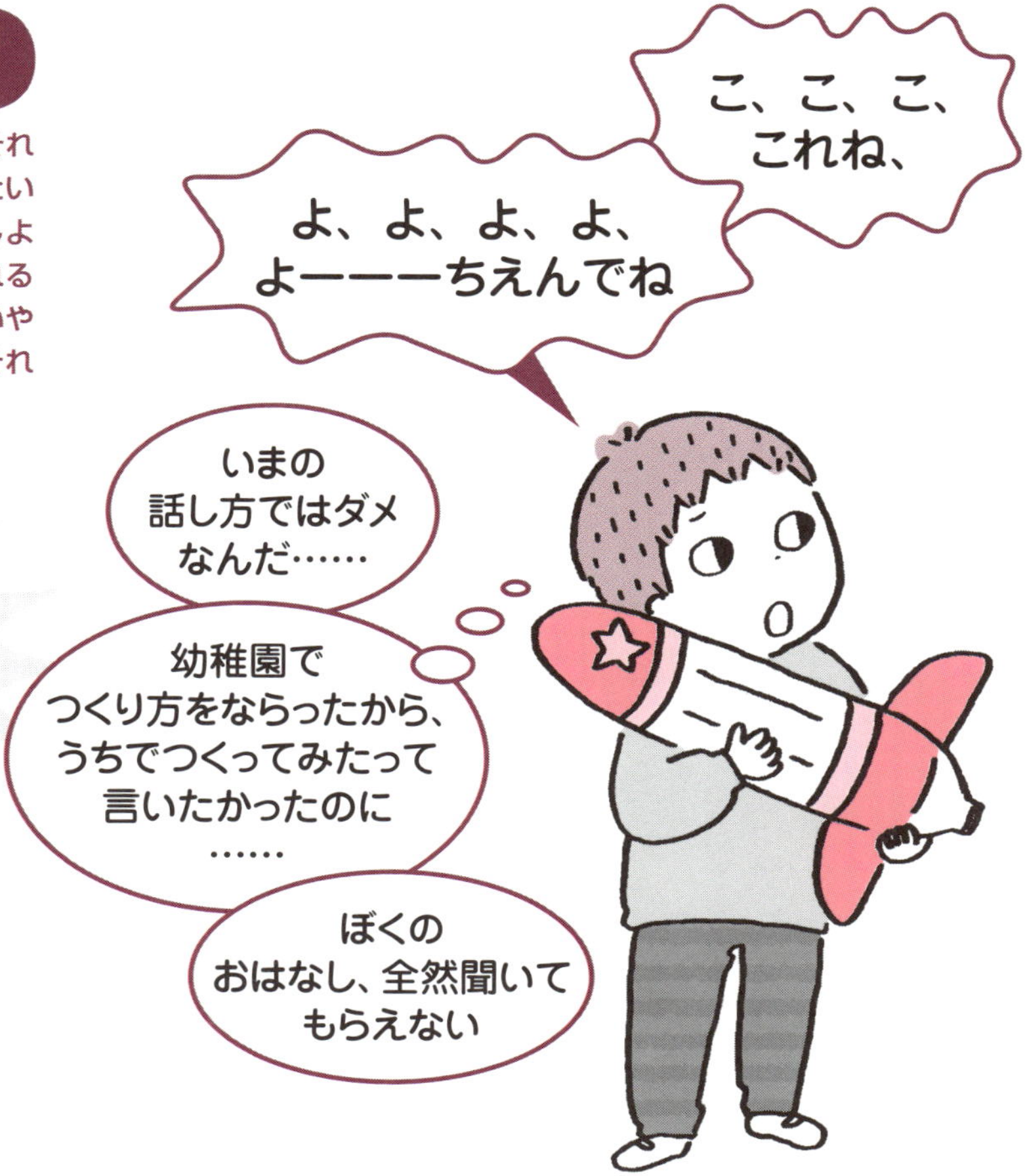
こ、こ、こ、これね、
よ、よ、よ、よ、よーーーちえんでね
いまの話し方ではダメなんだ……
幼稚園でつくり方をならったから、うちでつくってみたって言いたかったのに……
ぼくのおはなし、全然聞いてもらえない

初期対応のポイント

子どもの疑問・悩みをはぐらかさない

話し方のアドバイスをしないほうがよいからといって、吃音に関する話がタブーというわけではありません。子どもの疑問・悩みはしっかり受け止め、対応していきましょう。

避けたいのは「吃音＝悪いもの」と思わせること

かつて吃音は、子どものたどたどしい話し方に親が気づき、本人に意識させることで始まると言われていました。そのため「本人に自分の吃音を意識させないほうがよい」と考えている人は、今でも少なくないようです。

けれど、親が「意識させまい」としても、子どもどうしのかかわりのなかで、いずれ「自分の話し方はほかの子と違う」と気づくようになります。

問題なのは「吃音は悪いもの」という意識を植えつけること。疑問・悩みをかかえる子には、吃音について正しく教えることが必要です。

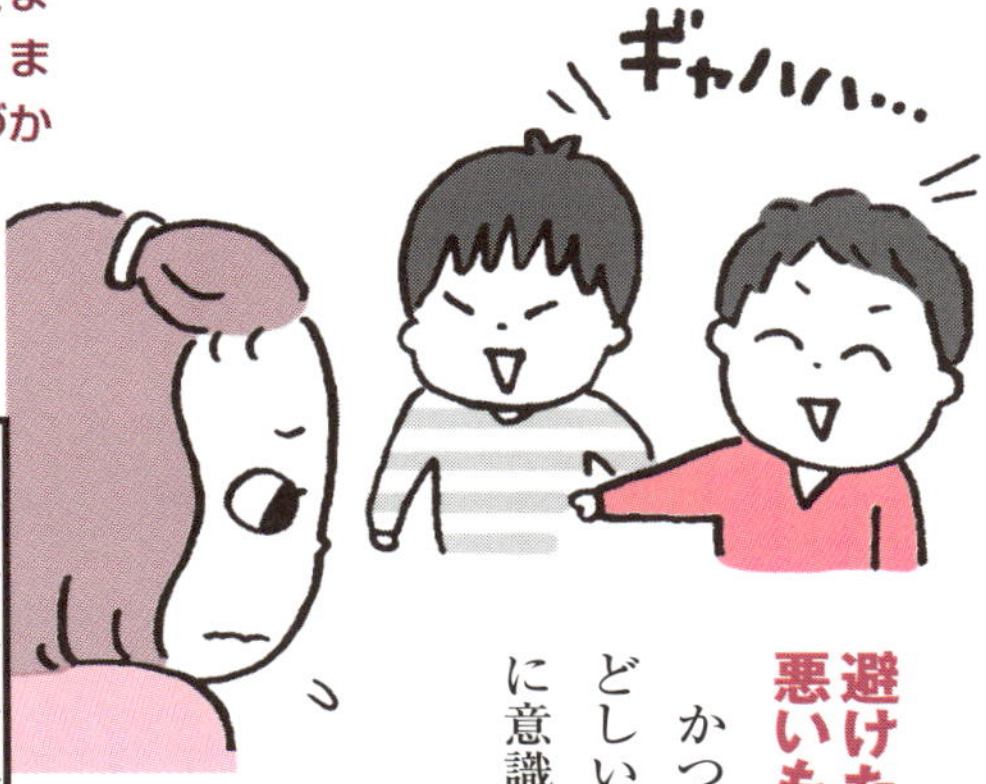

5～6歳になると、まわりの子のほとんどが吃音に気づく。なかにはからかう子どももいる。からかいが吃音の自覚を芽生えさせることも少なくない

5歳で8割の子は自覚する

自分の吃音についての自覚は、大人が思っているより早くから芽生えます。自分自身が苦しいというより、まわりの反応によって、いやでも気づかされるのです。

▼まわりの子が吃音に気づく割合

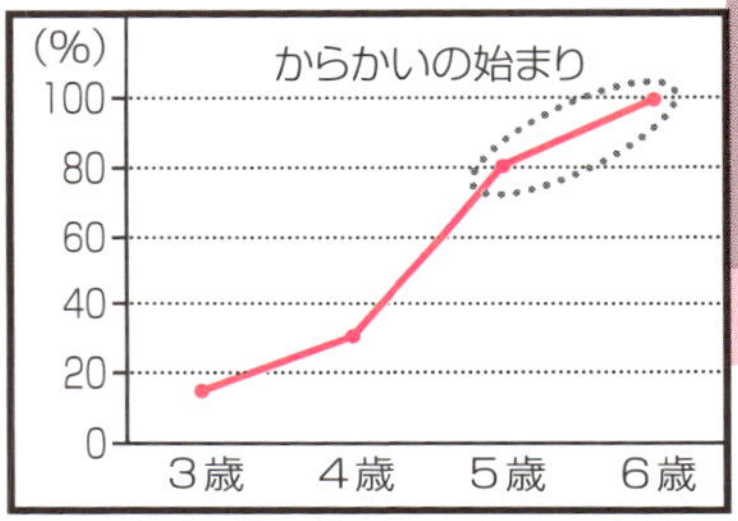

（伊藤、1995）

▼吃音を自覚している子の割合

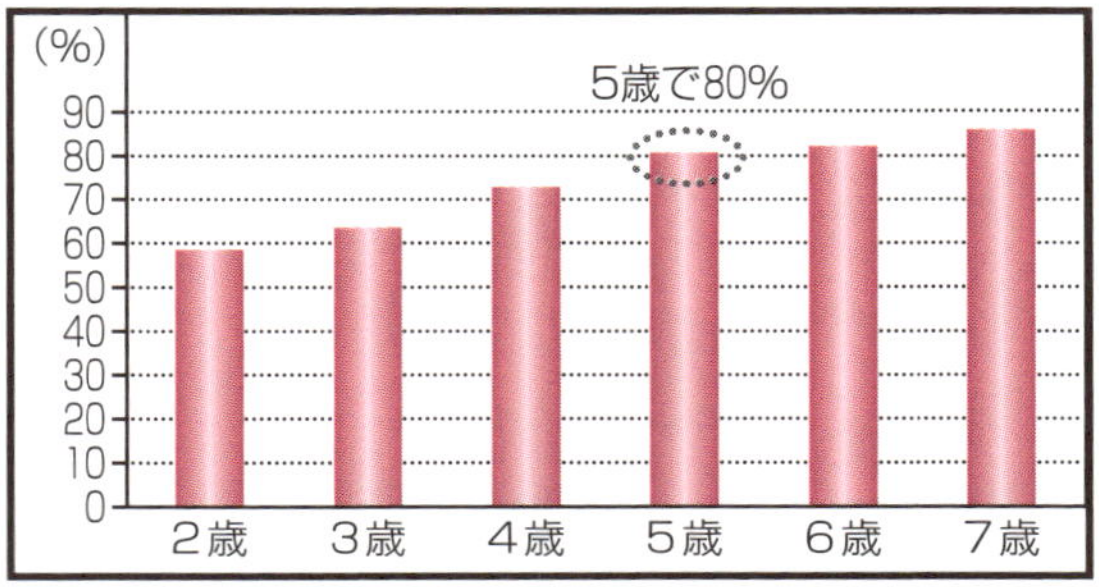

(N=1122) (Boey et al., 2009)

疑問・悩みをぶつけられたら

子どもが自分の話し方を気にするのは、友だちからの指摘など、なんらかのきっかけがあることが多いもの。それを明らかにしたうえで、吃音のことをオープンに話し合いましょう。

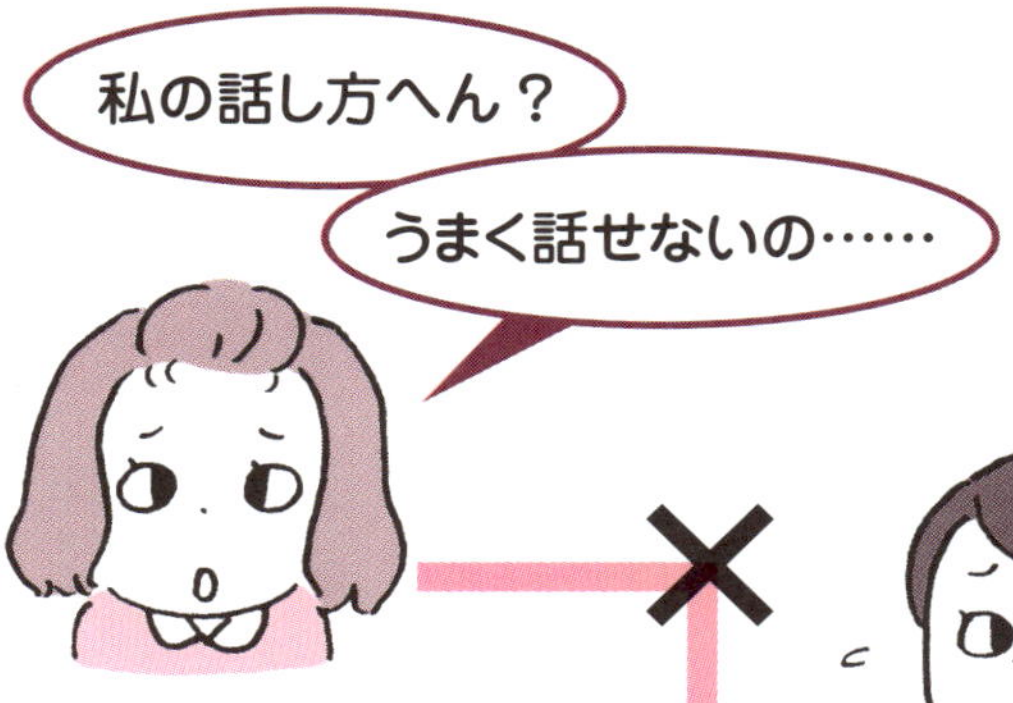
私の話し方へん？
うまく話せないの……

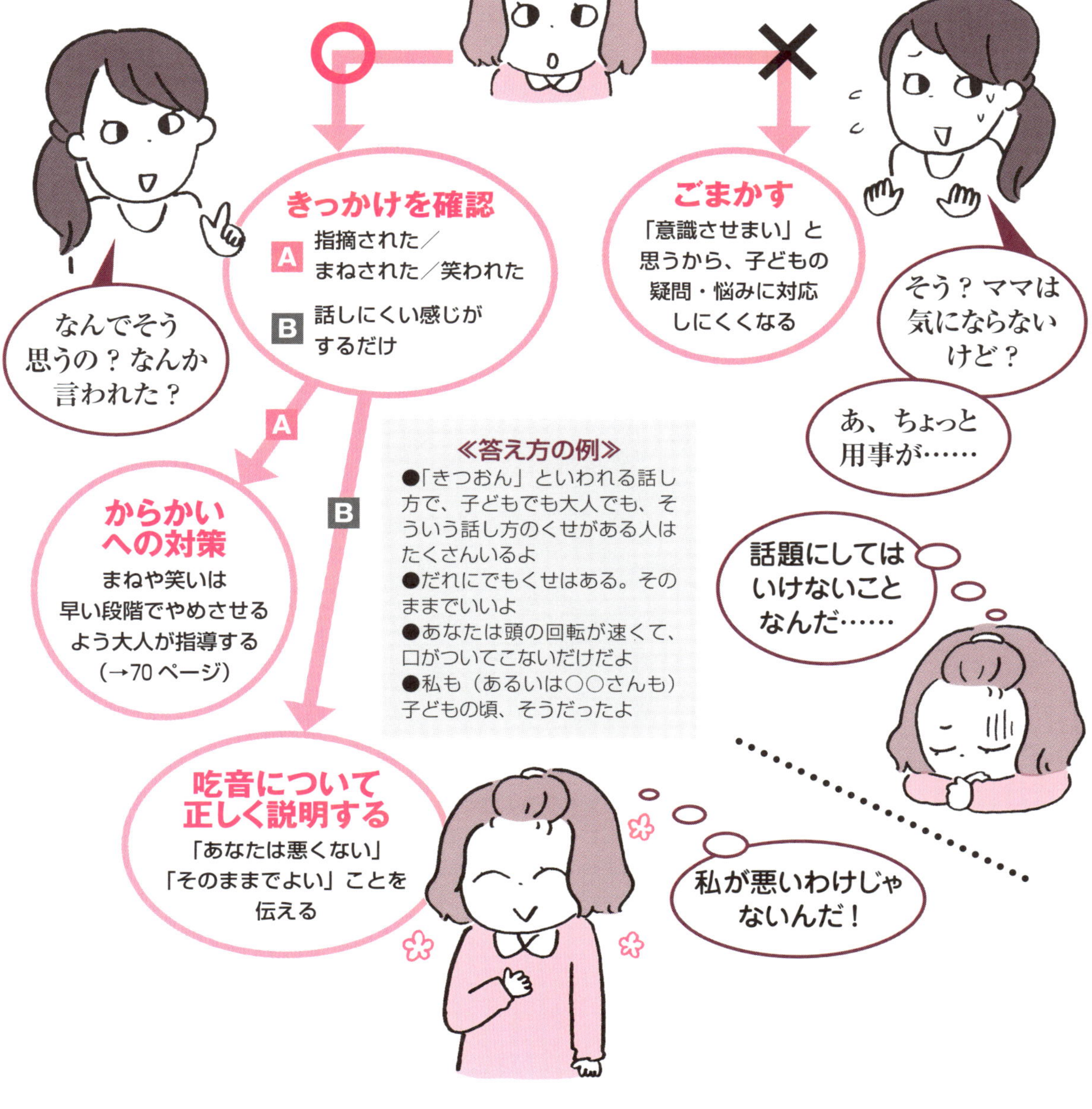
○
なんでそう思うの？なんか言われた？
きっかけを確認
A 指摘された／まねされた／笑われた
B 話しにくい感じがするだけ
A
からかいへの対策
まねや笑いは早い段階でやめさせるよう大人が指導する（→70ページ）
B
吃音について正しく説明する
「あなたは悪くない」「そのままでよい」ことを伝える
《答え方の例》
●「きつおん」といわれる話し方で、子どもでも大人でも、そういう話し方のくせがある人はたくさんいるよ
●だれにでもくせはある。そのままでいいよ
●あなたは頭の回転が速くて、口がついてこないだけだよ
●私も（あるいは○○さんも）子どもの頃、そうだったよ
私が悪いわけじゃないんだ！
×
ごまかす
「意識させまい」と思うから、子どもの疑問・悩みに対応しにくくなる
そう？ママは気にならないけど？
あ、ちょっと用事が……
話題にしてはいけないことなんだ……

相談先

心配なときは地域の発達相談窓口へ

子どもの話し方は気がかりでも、相談機関を訪ねるのは気が重いということもあるかもしれません。しかし、悩んでいるなら親だけでかかえこまないのが得策です。

あれこれ悩むより相談を

子どもの吃音に対しては、いきなり話し方の訓練を始めるわけではありません。まずは、お母さん、お父さんの不安や悩みの解決が最優先です。

「どうすれば」と悩んでいるなら早めに相談を

子どもの吃音に対しては、身近な大人が吃音について正しく学び、適切に対応していくことが重要です。「どう対応すればよいか」と悩んだり、不安に思ったりしているのであれば、あれこれ自己流の解決法を試みるより、早い段階で専門的な知識をもった人に相談したほうがよいでしょう。

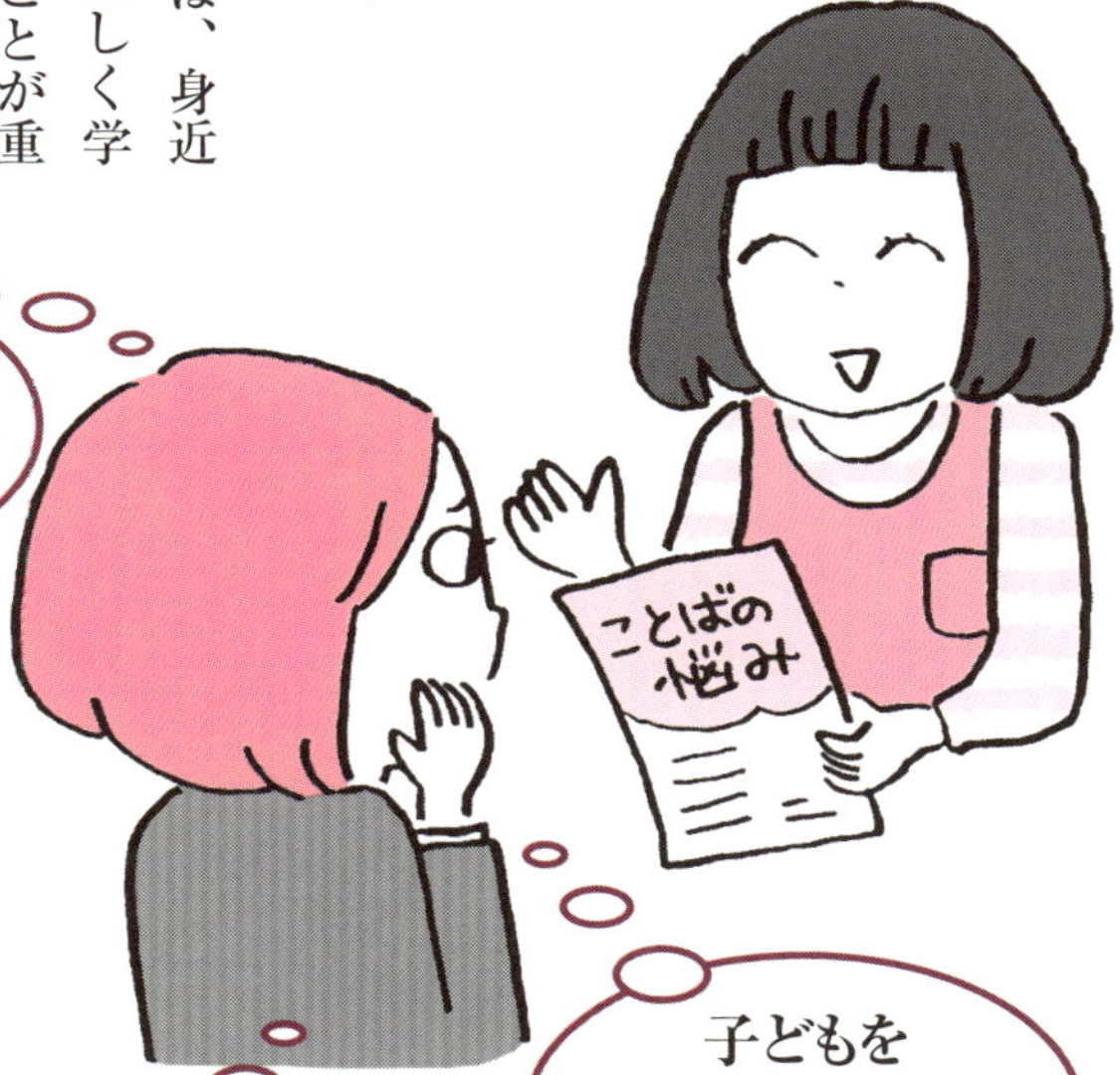

育て方を非難されたりしないかな……

⇒吃音の発症は体質的な問題が大きいことは明らか。親が責められることはありません。今後の対応をいっしょに考えていきます。

子どもを連れて行かないとならないの？

⇒まずは親だけの相談でかまわないところもあります。その際には、子どもが話している様子を撮った動画を持参するとよいでしょう。公的な相談機関は電話相談を実施しているところもあります。連絡してみましょう。

なんと言って連れ出せばいい？

⇒本人に話し方を気にする様子があったり、からかわれたりしているようなら、「どうすればいいか聞きに行こう」と率直に伝えればよいでしょう。

相談をためらう気持ちのなかには、子どもに吃音を意識させたくないという思いや、子どもが障害と名のつく状態であると考えたくないという思いがあるかもしれません。しかし、大切なのは、子ども自身が困らないようにすることです。そのためには、親自身の不安を解消しておくことが必要です。

相談先はいろいろある

吃音は言語発達の問題ととらえられます。発達にかかわる悩みごとを受けつけている相談窓口はいろいろあります。

健診後の個別相談

発症が早ければ、３歳児健診などの機会を利用し、医師や保健師に相談できます。

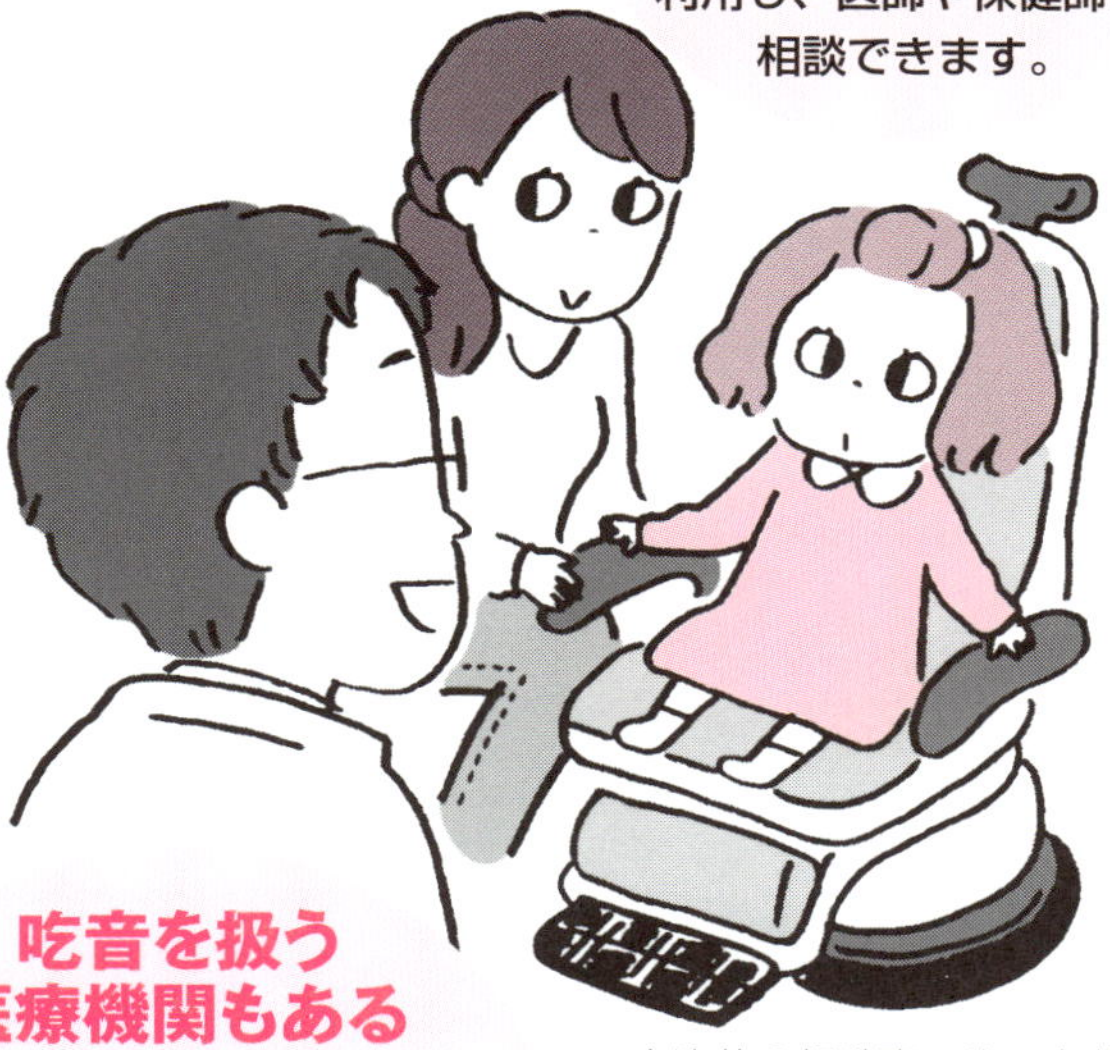

自治体の相談窓口や、各都道府県の言語聴覚士会で相談のうえ、吃音に詳しい医師、言語聴覚士のいる医療機関を紹介してもらうとスムーズ

発達相談の窓口

自治体によって名称は異なりますが、発達相談窓口、保健センター、発達支援センターなど、乳幼児の発達にかかわる悩みを受けつける相談窓口が用意されています。市区町村の広報などで確認を。

幼児の「ことばの悩み」に絞った相談先も

幼児期には「なかなか話すようにならない」「うまく発音できない音がある」など、ことばの発達に関するさまざまな悩みが起こりがち。自治体によっては、ことばの問題に的を絞って、相談・指導をおこなっているところもあります。

吃音を扱う医療機関もある

吃音の診療をおこなっている医療機関はそれほど多くはなく、診療している場合でも、耳鼻咽喉科やリハビリ科、小児科、心療内科など診療科はさまざまです。

ことばの問題は「言語聴覚士」の専門分野

吃音は言語障害のひとつに分類されます。医療機関などでは、医師の診察のあと言語聴覚士（ST）が相談・指導を担当するのが一般的です。

小学生なら「ことばの教室」がある

小学生であれば、希望すれば小学校併設の通級指導が受けられます。悩みが続いているようなら利用を検討しましょう（→78ページ）。

COLUMN

話し方以外にも気になることがあるとき

悩みの種は吃音だけとはかぎらない

吃音をもつ子のなかには、話し方だけでなく行動や学習の面でも気がかりなことがあるという子もいます。アメリカの調査ではありますが、吃音がみられる子の約半数は、LDやADHDなど、なんらかの問題をかかえていると報告されています。

周囲の適切な対応が必要なのは、併存する疾患・障害があってもなくても同じです。早めに相談しましょう。

発音の問題には話し方の訓練が有効

なお、別の調査では、吃音がみられる幼児の三分の一は、「ラ」が「ダ」になってしまうなど、発音の問題がみられるとも報告されています。これは構音障害といわれます。

吃音は、本人が話し方の練習を積むより、まわりの人が適切に対応していくことのほうが重要ですが、構音障害は異なります。訓練すれば正しく発音できるようになります。

吃音と同じように自然に治っていくことも多いのですが、小学生になっても発音できない音があるようなら、話し方の指導を受けることがすすめられます。

▼吃音に併存する疾患

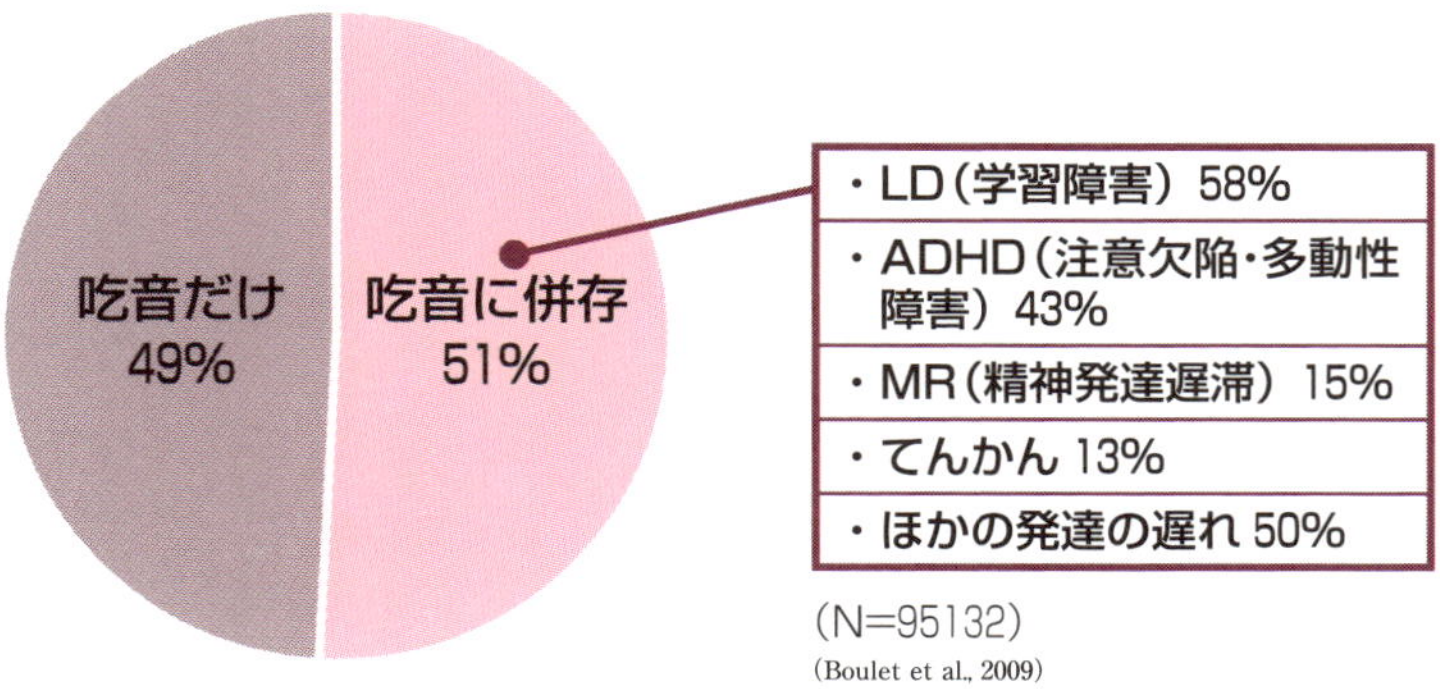
吃音だけ 49%
吃音に併存 51%
・LD（学習障害）58%
・ADHD（注意欠陥・多動性障害）43%
・MR（精神発達遅滞）15%
・てんかん 13%
・ほかの発達の遅れ 50%

（N=95132）
(Boulet et al., 2009)

2

これからどうなる？子どもの吃音

吃音については、まだまだ未解明の部分も多いもの。
しかし、どんなときに吃音が増えていくか、年齢とともに
どのように現れ方が変わっていくかは、わかっています。
吃音がなかなか消えず、心配なときこそ、
「その先」を見通すことが必要です。
姿のみえない相手は不安ですが、特徴がわかれば
取り組み方もみえてくるものだからです。

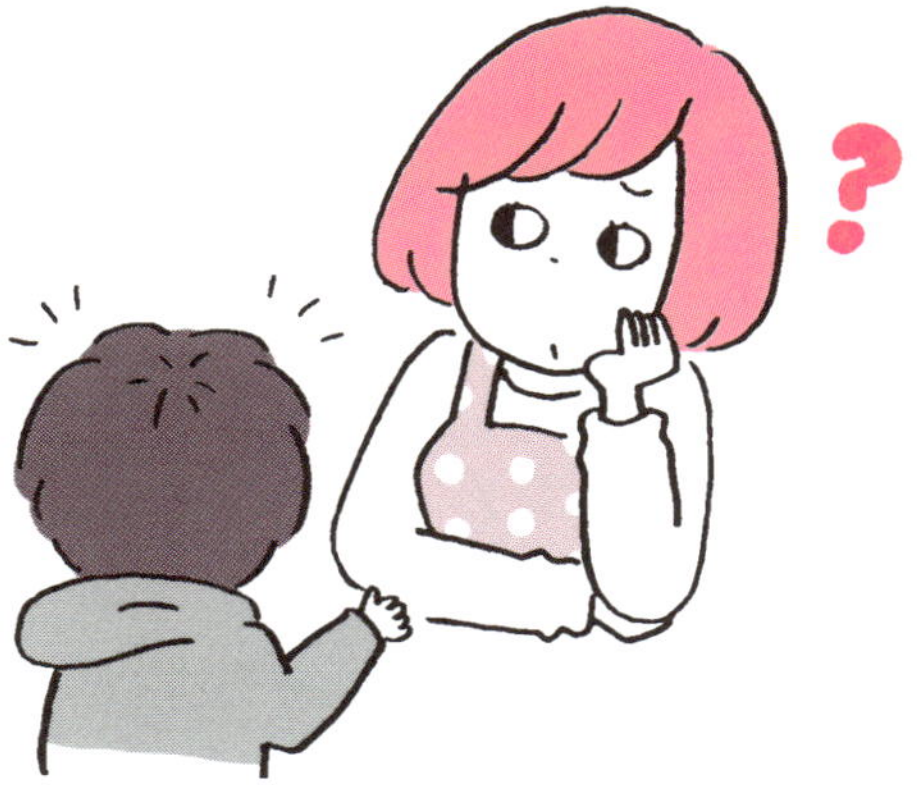

ストーリー②

自然に治る子も多いというけれど……。うちの子は違った

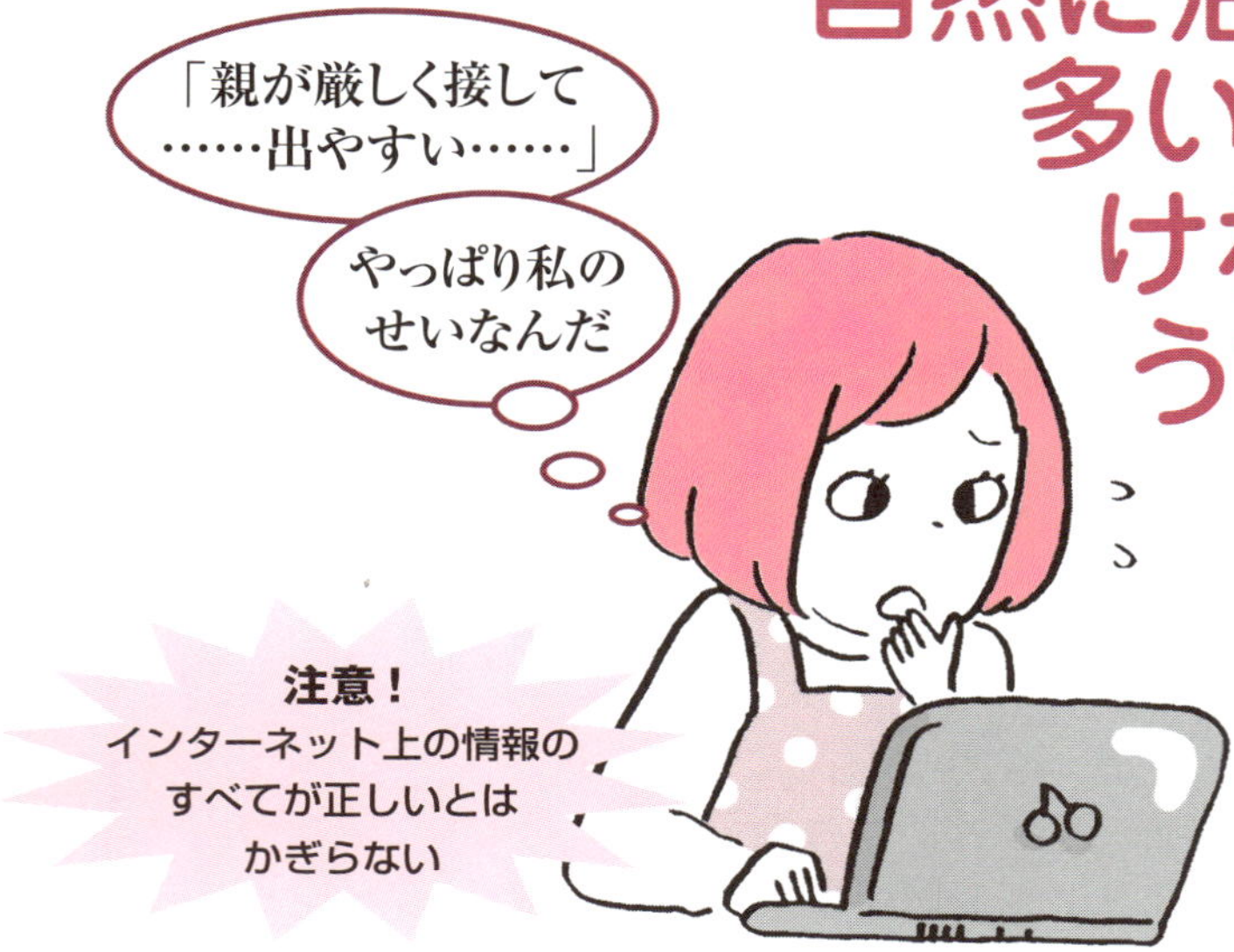

1 どもり始めて１年半。息子の話し方は相変わらずです。私は自分なりに情報を集めています。

息子のような話し方を「吃音」といい、男の子に多いということも知りました。みんながみんな治るわけでもないようです。この先、治らないまま大きくなったらと思うと、涙が出てきてしまいます。

2 息子と仲のよいお友だちのママは楽観的です。実際、そのお友だちと話しているときは、息子はとてもスムーズに話せるのです。２人で楽しそうに遊んでいる様子をみると、私も少し安心できました。

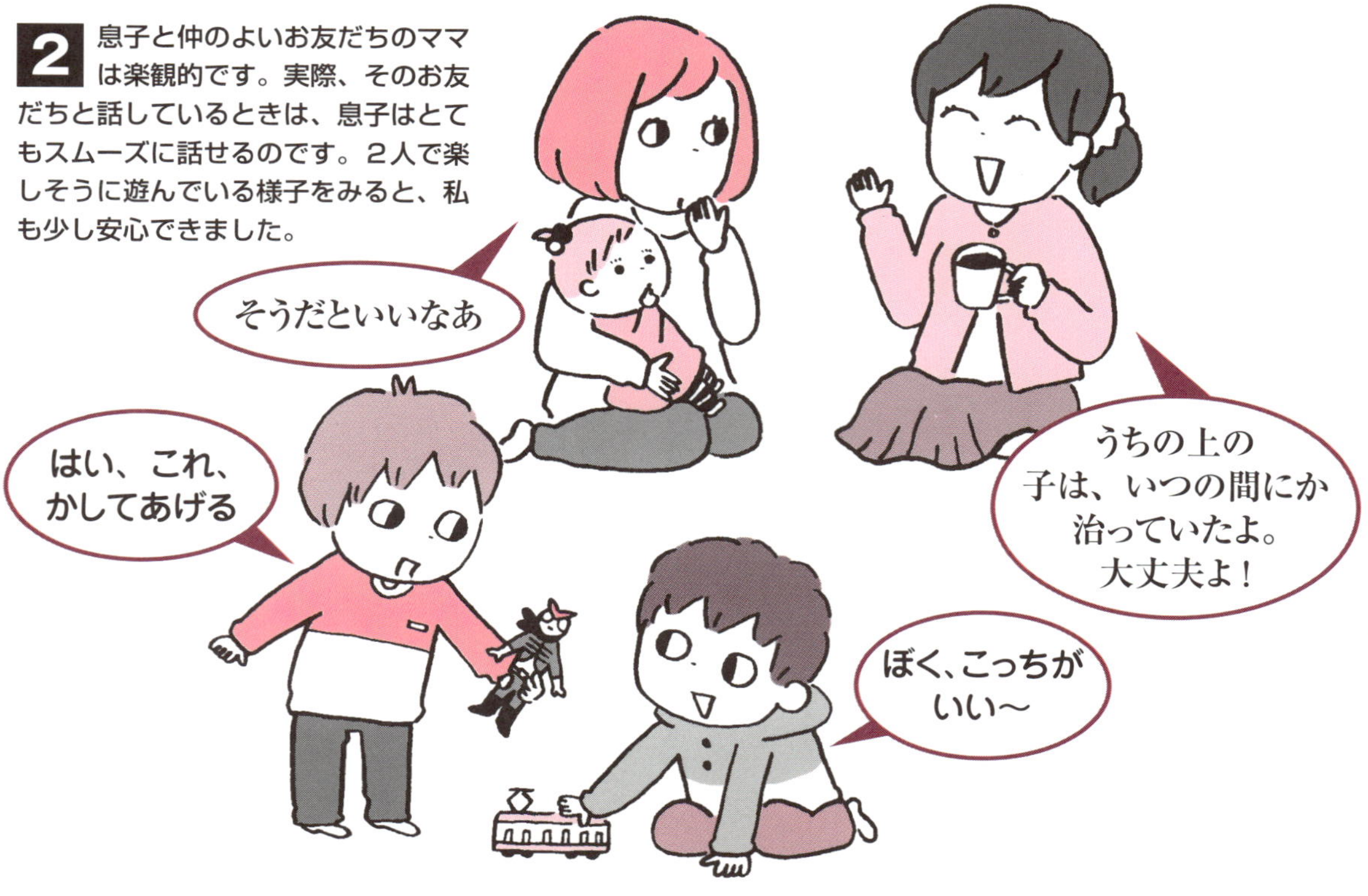

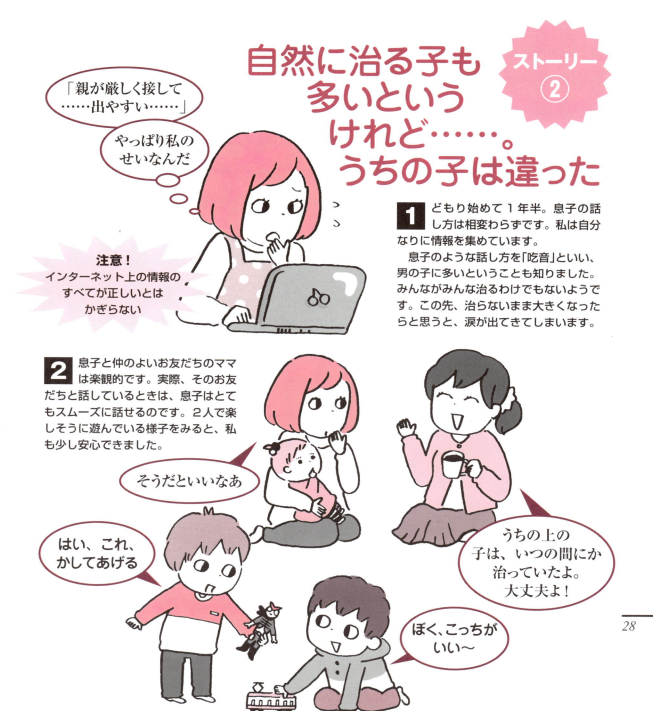

3 この調子で、吃音が減っていくといいなあと思っていた矢先、息子の吃音が急に増えてきました。思い当たることといえば、ひと月後に迫った保育園のお楽しみ会。みんなで劇をすることになっているのです。

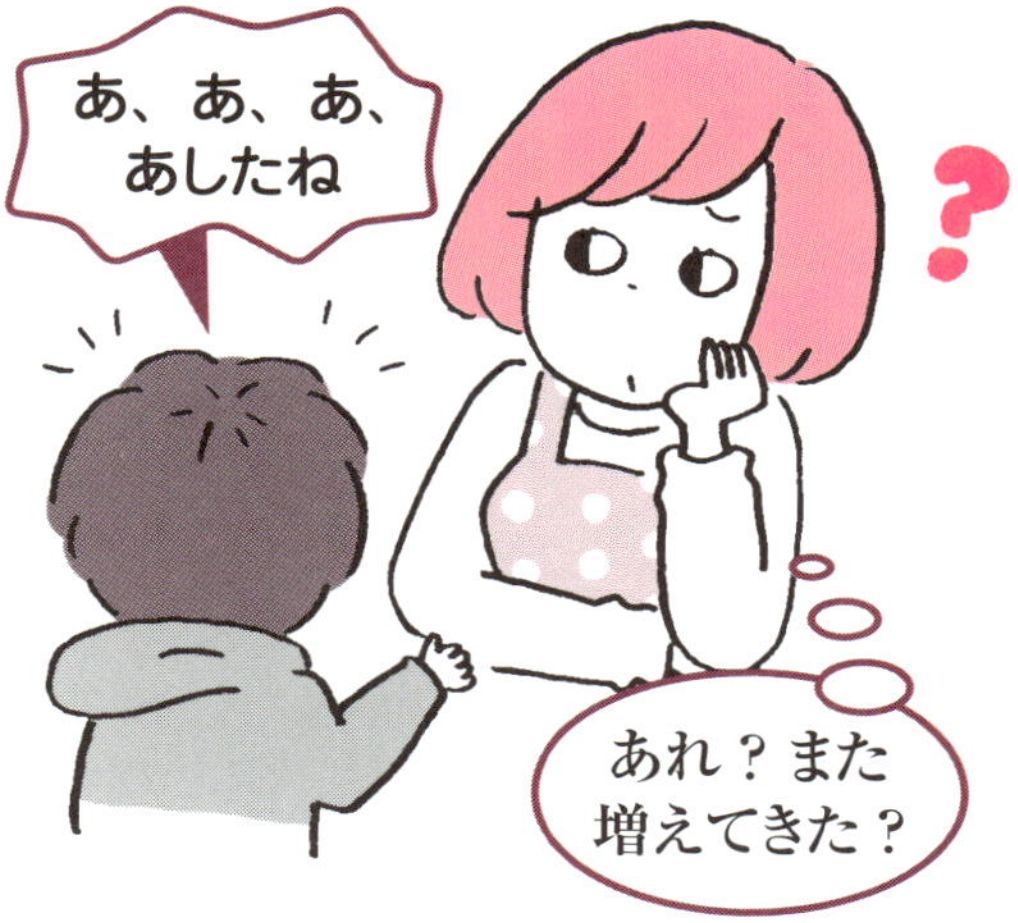

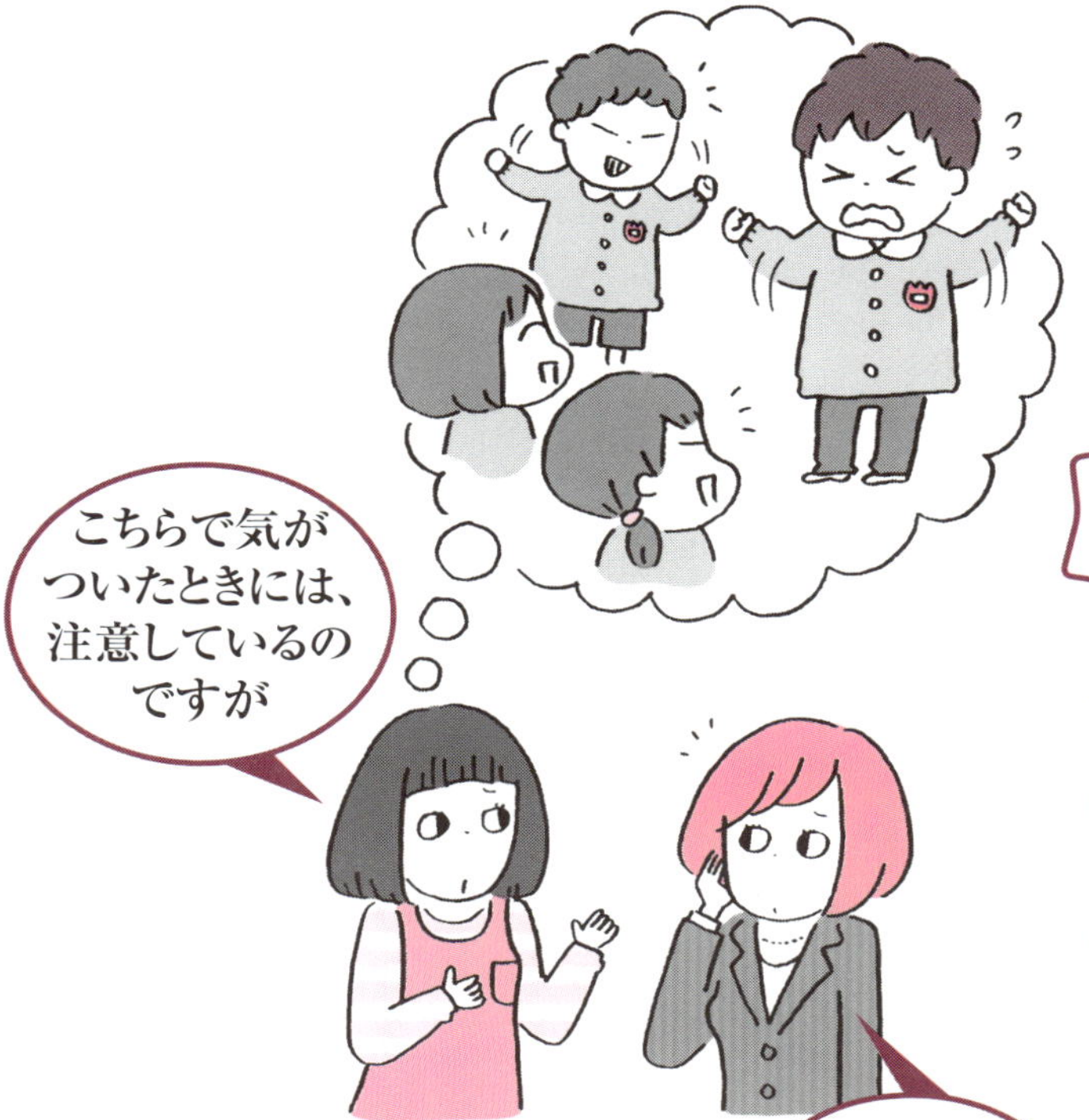

4 担任の先生からも気になる報告がありました。劇の練習中、息子が言葉を絞り出そうと手をバタバタさせる様子をみて笑ったり、まねをしたりする子がいるそうなのです。

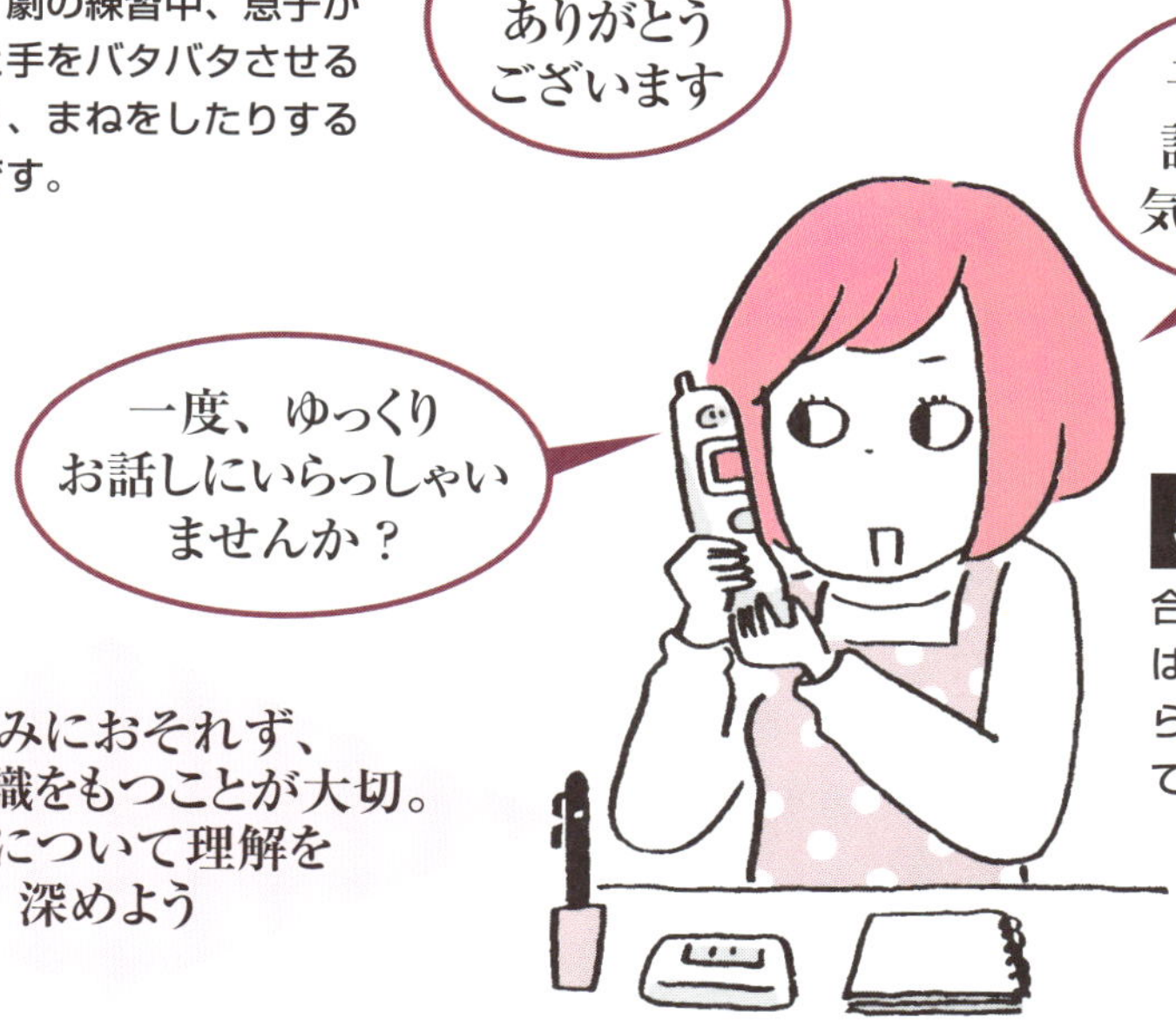

5 遅ればせながら、本気で吃音に向き合うことにしました。私は、前に園で紹介してもらった相談窓口に連絡してみることにしました。

むやみにおそれず、
正しい知識をもつことが大切。
吃音について理解を
深めよう

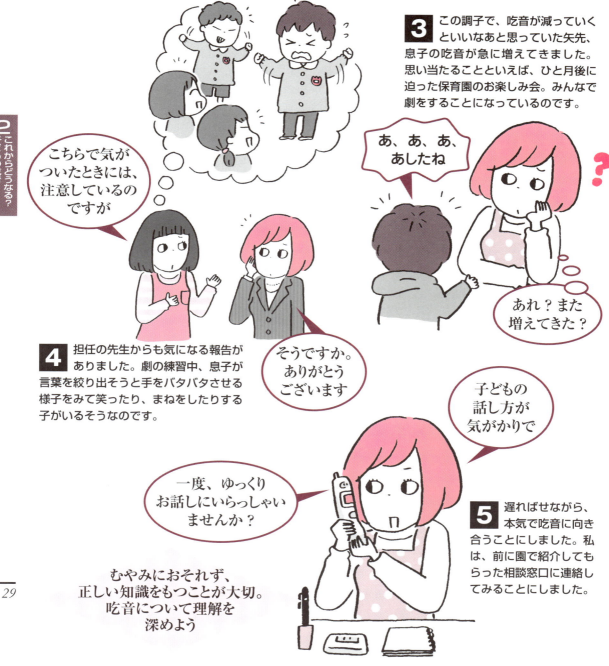

増やす要因

「いやな思い」の積み重ねが吃音を増やす

吃音の始まりは防ぎようがありません。しかし、始まったあとには、ことばがつまりやすくなる要因はできるだけ排除していくよう、取り組んでいくことが大切です。

周囲の否定的な反応は症状を増やすもと

ことばのつかえは、意図して起きるわけではありません。すらすら話したいと思っても、なかなかうまくいかないのです。

周囲が否定的な反応をすれば、ますます話しにくくなっていきます。否定的な反応が吃音症状を増やしていくことを、まずは理解しておきましょう。

たんなる「ことばのつかえ」と違う点

ことばにつかえたり、どもったりすることはだれにでもあることですが、そうした状態がくり返し起こるようなら、吃音の始まりと考えます。

だれにでも起こりうること

驚いたり、感情がたかぶったりしたときなどに、ことばがスムーズに出てこなくなるという経験はだれにでも起こりうることです。ごくまれにそうなるというくらいなら、なんの心配もいりません。

いわゆる吃音／吃音症

小児期からことばがスムーズに出なくなることが増え、そのために「いやな思い」を積み重ねやすいというのが、一時的なことばのつかえと大きく異なる点です。

吃音という用語は、どもること、あるいはどもることのくり返しを指すだけでなく、そのために起きてくるさまざまな問題を含めた診断名として使われることもあります。ただし現在、医学的には「小児期発症流暢《りゅうちょう》症」または「小児期発症流暢障害」と呼ばれています（DSM-5による）。

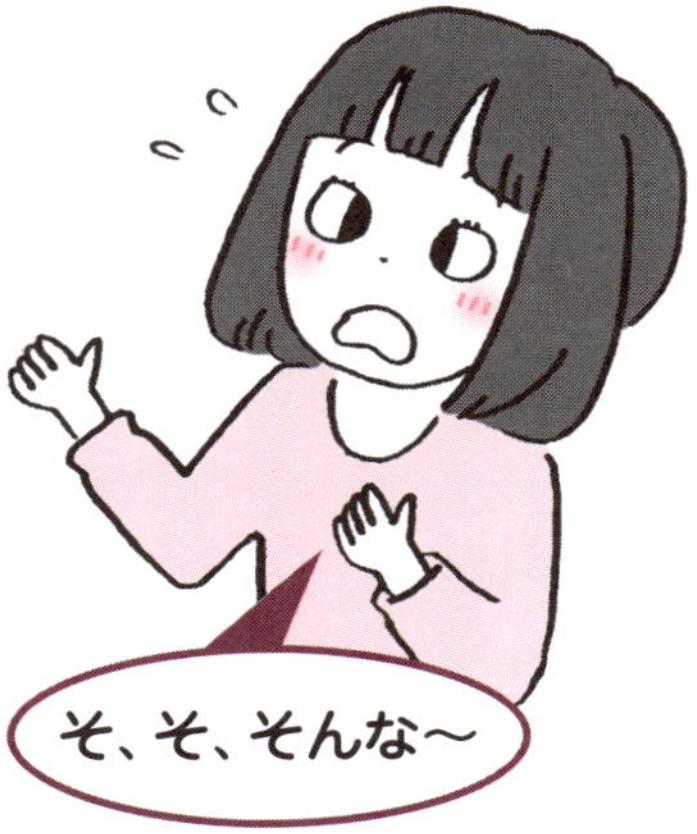

そ、そ、そんな～

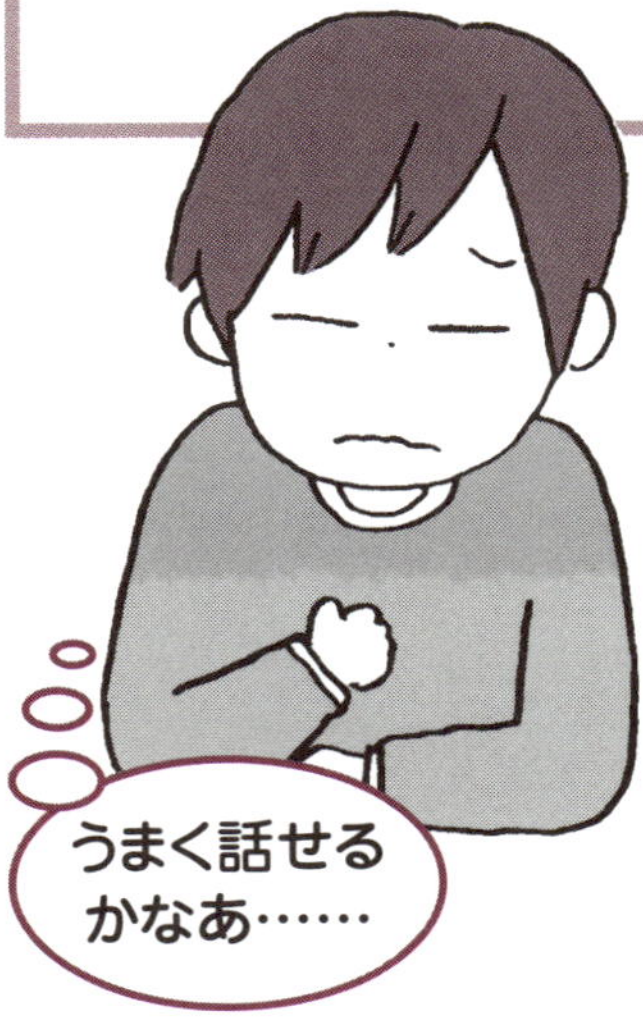

うまく話せるかなあ……

増減はまわりの反応しだい

ある行動が、その結果として起こる周囲の反応によって、ますます起きやすくなる現象を、心理学用語で「オペラント学習」といいます。話し方にも、この現象がみられます。

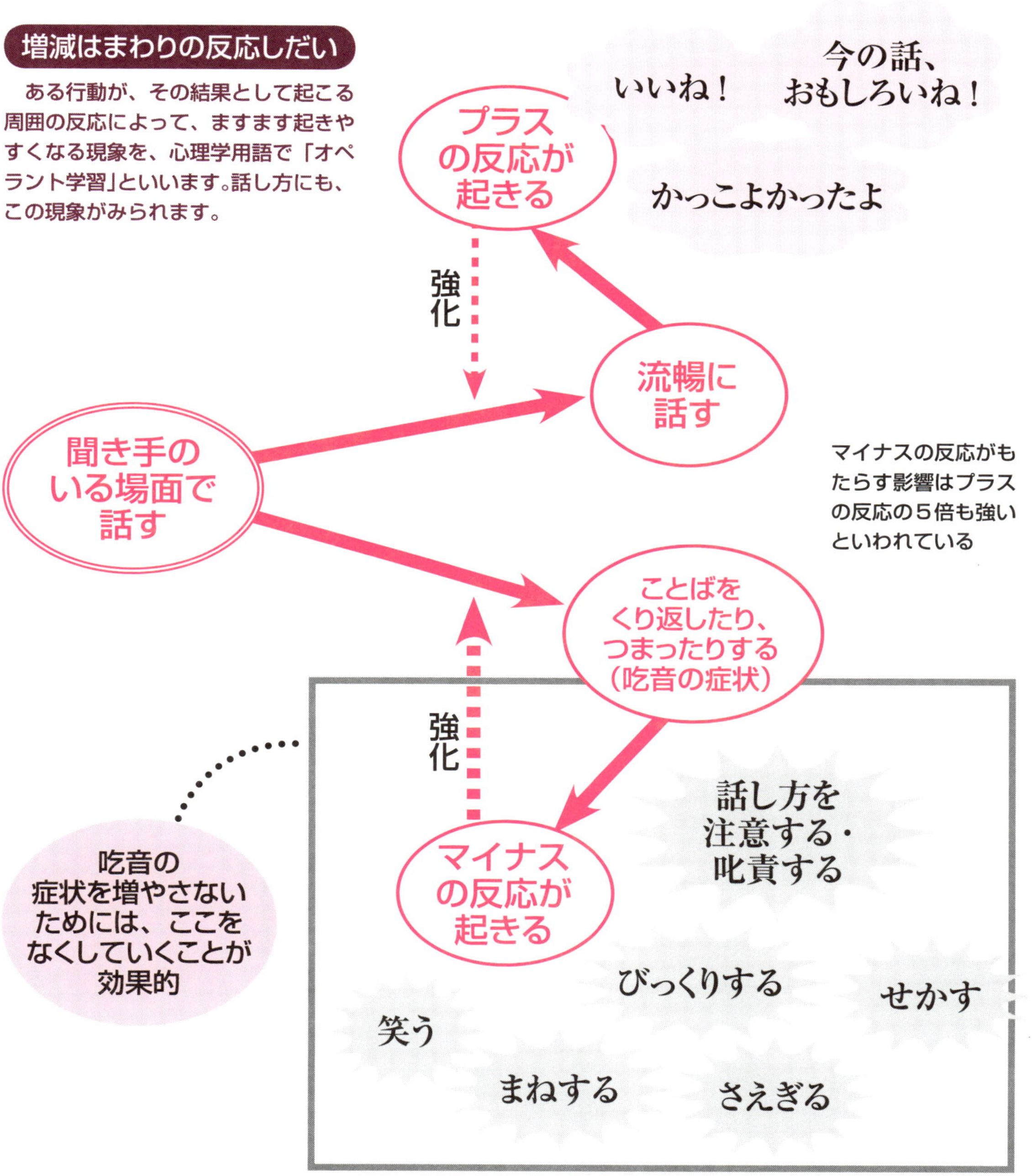
いいね！
今の話、おもしろいね！
かっこよかったよ
プラスの反応が起きる
強化
流暢に話す
聞き手のいる場面で話す
マイナスの反応がもたらす影響はプラスの反応の５倍も強いといわれている
ことばをくり返したり、つまったりする（吃音の症状）
強化
マイナスの反応が起きる
話し方を注意する・叱責する
びっくりする
せかす
笑う
まねする
さえぎる
吃音の症状を増やさないためには、ここをなくしていくことが効果的

増やす要因

話す前の不安とあとの落ち込みで悪循環に

なめらかに話せない状態が続くと、話す前から「どもるかも」と不安になりがちです。不安が生まれるもとには「どもってはダメ」という思いがあります。

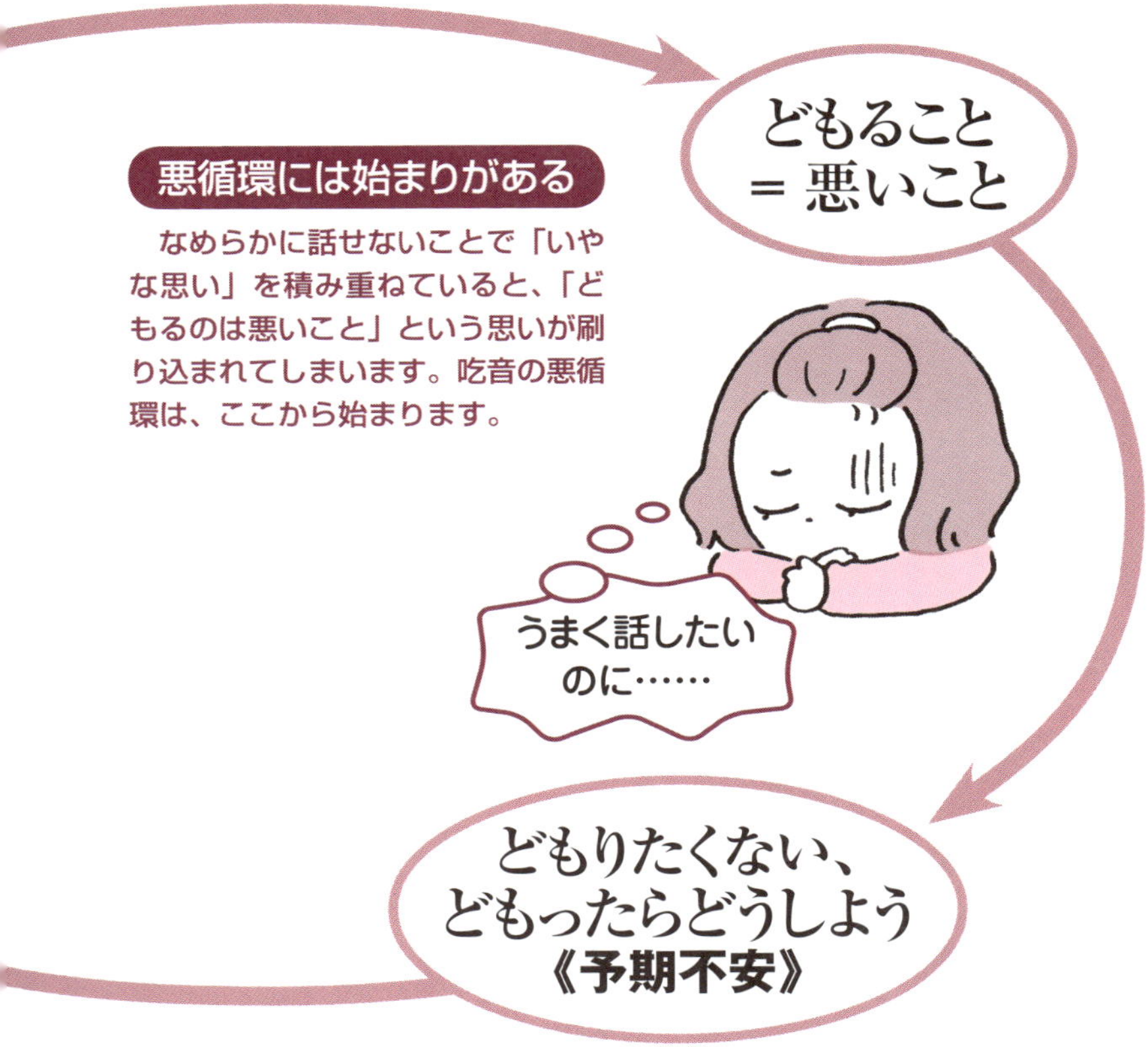
どもること
＝悪いこと
うまく話したいのに……
どもりたくない、どもったらどうしよう
《予期不安》

悪循環には始まりがある

なめらかに話せないことで「いやな思い」を積み重ねていると、「どもるのは悪いこと」という思いが刷り込まれてしまいます。吃音の悪循環は、ここから始まります。

周囲の反応が「悪いこと」という意識を植えつける

吃音がある子が感じる話す前の不安は、「どもるのは悪いこと」という前提のなかから生まれてきます。うまく話せなかったときに経験してきた周囲の否定的な反応によって、そうした思いを強めてしまうのです。

しかし、努力しても吃音はゼロにならないときがあります。そのため、本人が話すことに不安を感じ、人とのコミュニケーションや、社会参加の妨げになってしまうことがあります。

吃音は、たんに「うまく話せない」というだけでなく、生活全体に影響してしまうリスクをはらんでいるのです。

よくみられる吃音を隠すための工夫

ある程度吃音が続いている人は、多かれ少なかれ、ことばのくり返しが出ないように、できるだけスムーズにことばが出るように工夫しています。

挿入	「あの一」「えっと」などということばを入れながら話す
助走	言いやすい前置きをつける
置き換え	ことばの順序を入れ替える
言い換え	言いやすいことばを選んで話す
随伴症状	顔や舌などに力が入る、ひざを叩く、腕をふってタイミングをとるなど
中止	ことばが出にくくなると、すべてを言わずに黙ってしまう
回避	話をする場面から逃げる

また、どもってしまった。
どうしてどもるのだろう？
《落ち込み／劣等感》

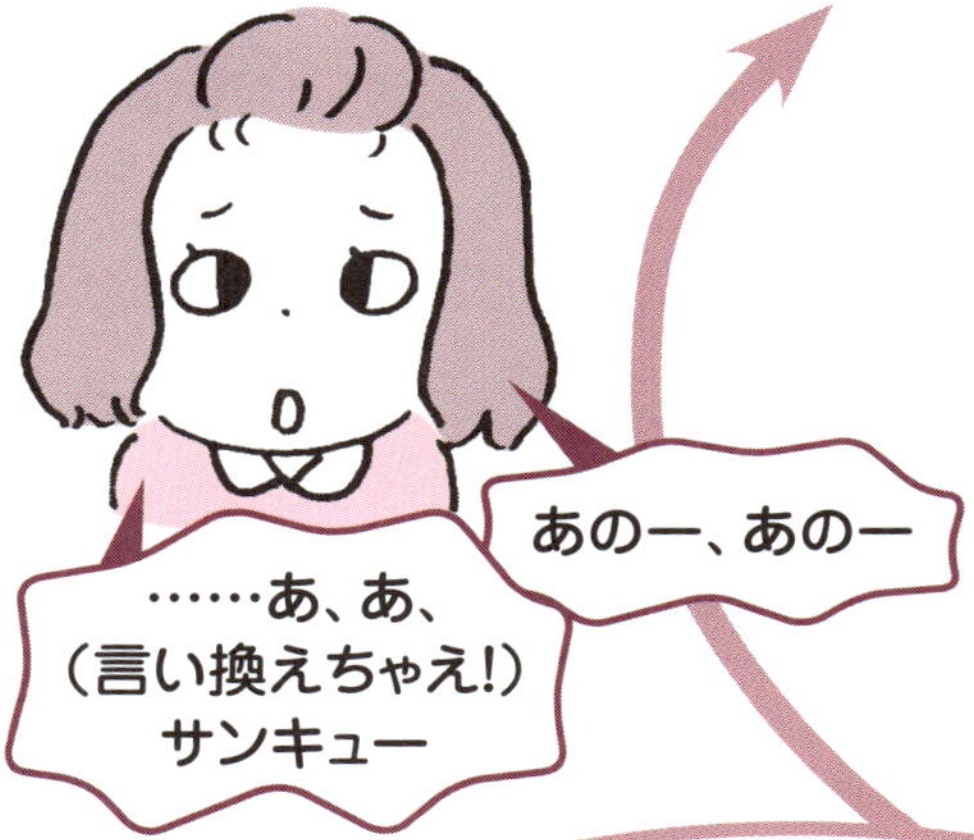
あの一、あの一
……あ、あ、
（言い換えちゃえ!）
サンキュー

隠す努力を始める、
努力し続ける

やりすぎは危険

吃音が目立たなくなることで話すことに自信がつけば、工夫にも意味はあります。しかし、必ずしもうまくいくときばかりではありません。

「隠すこと」が最大の目的になると、「伝えたいこと」を十分に伝えられなくなってしまいがち。悩みは複雑化していきます。とくに、話すこと自体をあきらめてしまう「回避」は、避けたい工夫の方法です（→68 ページ）。

吃音の現れ方

つまりやすい場面、状況、ことばがある

吃音といっても、つねにことばにつかえるわけではありません。すらすら話せるときもあれば、たどたどしくなるときもある。それが吃音をもつ子にとっては当たり前の状態です。

よくみられる共通点

なぜ、なめらかに話せないときがあるのかは厳密にはわかっていません。けれど、そうなりやすい場面や状況には、共通点もみられます。

聞き手の数が増えるほど

吃音があっても、多くの場合、ひとりごとなら吃音は減ります（→94 ページ）。ことばのくり返しや出にくさは、聞き手がいるときに現れやすく、聞き手の数が増えれば増えるほど頻度が高まる傾向がみられます。

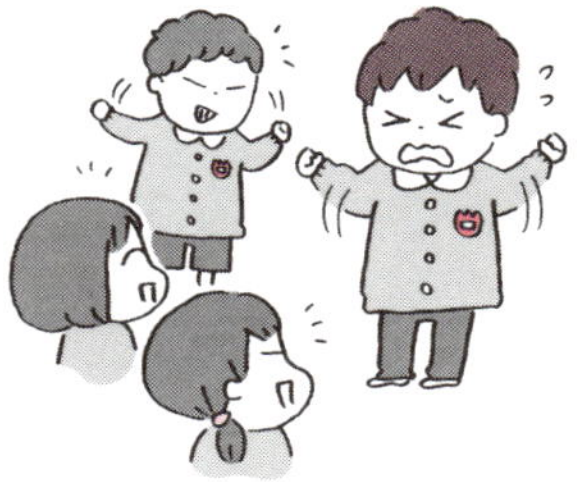

人前で発表するときなどは、「どもるかも」という不安がさらに高まりやすい

長く話せば話すほど

長く話せば話すほど、ことばにつまることも増えるのが普通です。

家では吃音が目立つのに、園や学校の先生には「気にならない」と言われ、親はかえって悩みを深めることもありますが、お母さん、お父さんに伝えたいことがたくさんあるだけかもしれません。

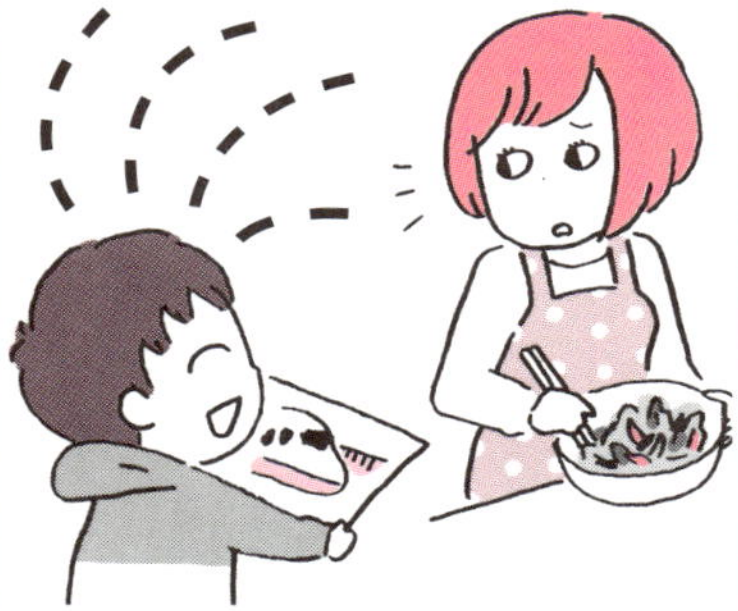

「自分のせいで……」などとむやみに罪悪感をもつことはない

苦手なことばがある

吃音とのつきあいが長くなると、「カ行はダメ」「サ行は無理」などと、苦手なことばが出てきます。また、声を出す前から、次に言おうとしていることばにつまるかどうかがわかってきたりもします。

自分の名前がなめらかに出てこないことが多く、自己紹介や電話は苦手と感じがちです。

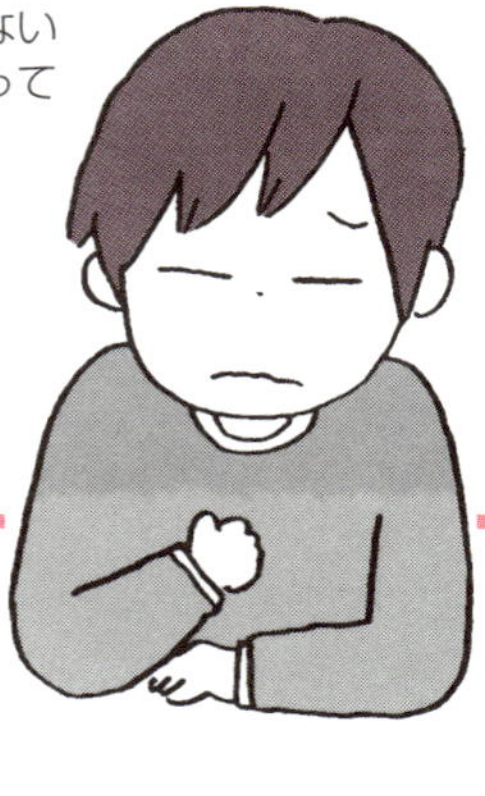

言い換えできないことばでつまってしまう

いつも困っているわけではない

吃音のあるわが子を前に、親は「いつ、どもるか」とヒヤヒヤしているということがよくあります。けれど、本人はいつも困っているわけではありません。

場面や状況によって吃音症状の出やすさは異なります。それがわかっていれば、むやみに「ひどくなっている」などと心配せずにすみます。

つねに身構えている必要はありません。本人が困っていそうなときに、どう対応していけばよいかを考えていくことが大切です。

学校生活で困ってしまいがちなこと

小学生以上になると、学校生活が暮らしのなかで大きな比重を占めるようになっていきます。学校でどんなときに吃音が出やすいのかを知っておけば、早めに対策をとることが可能です。

▼学校生活で、教師に配慮・支援を望むこと

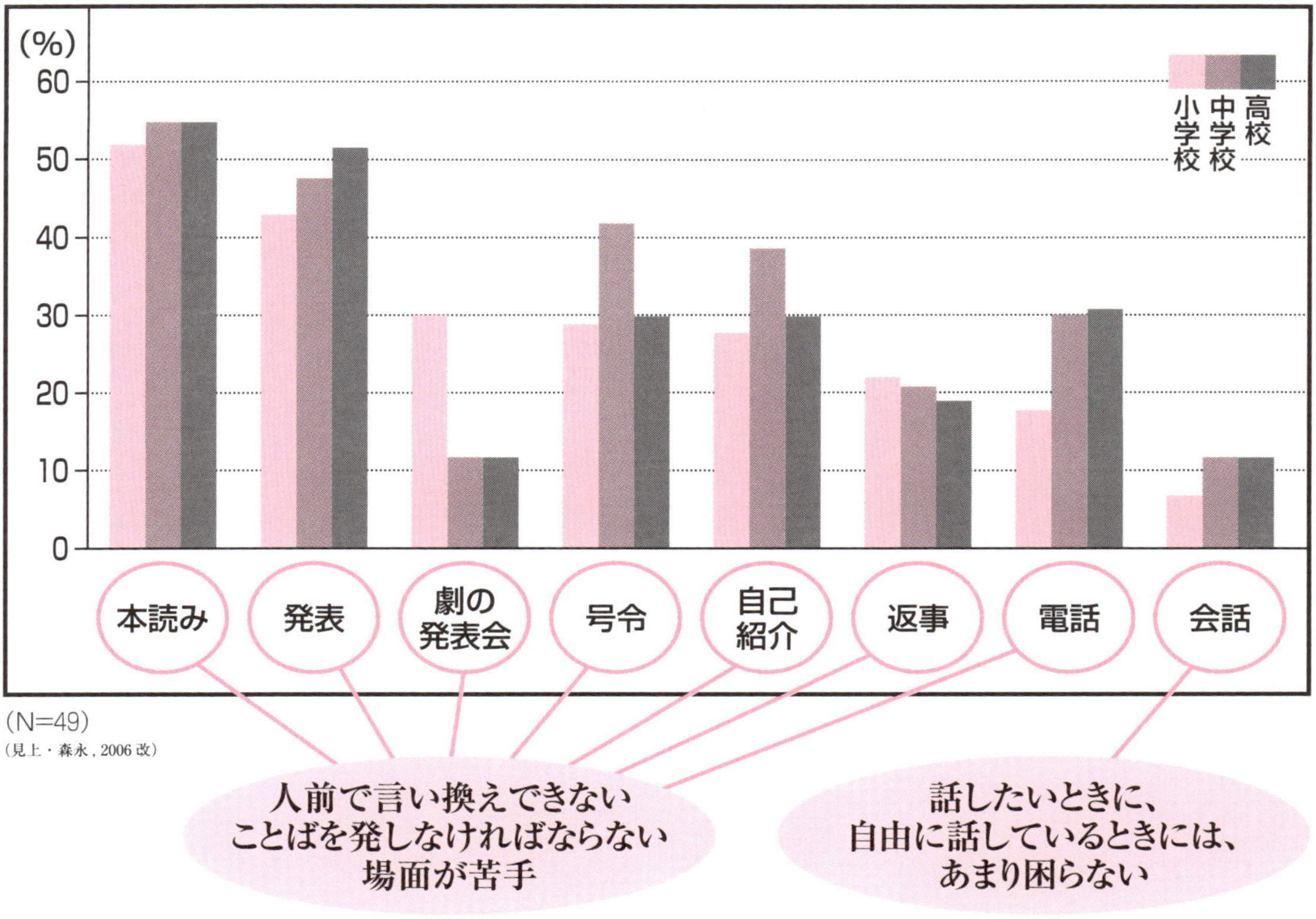
(%)
60
50
40
30
20
10
0
小学校
中学校
高校
本読み
発表
劇の発表会
号令
自己紹介
返事
電話
会話
人前で言い換えできないことばを発しなければならない場面が苦手
話したいときに、自由に話しているときには、あまり困らない

(N=49)
(見上・森永，2006 改)

現れ方の変化

成長とともに吃音の現れ方は変わっていく

自然回復しない場合でも、吃音は成長とともに減っていくようにみえるのが一般的です。ただし、吃音が目立たなくなったからといって、本人の悩みも小さくなるとはかぎりません。

成長とともに徐々に目立たなくなる

幼児期に始まった吃音が自然に回復していかない場合には、ことばのつかえが減らないばかりか、むしろ増えていくようにみえる時期があります。

この時期、かなり目立つ吃音があっても、その状態がずっと続くわけではありません。一般的には、徐々に目立たなくなっていきます。大きくなって口数が減るということもありますが、本人が吃音を隠す工夫をするようになるからです。

ただし、周囲の人にはほとんど気づかれない程度になっても、本人の悩みはむしろ大きくなっている場合もあります。表面的な現れ方だけで、吃音の影響ははかれないのです。

幼児

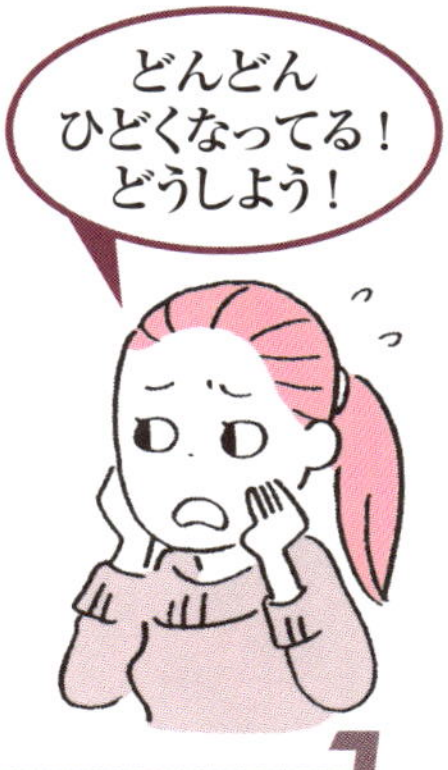
どんどん
ひどくなってる！
どうしよう！

1

●連発（くり返し）
●伸発(引き伸ばし)
《まわりの人》心配する
《本人》からかいや指摘がなければ、自分の話し方を苦にしていないことが多い

小学校低学年

2

●難発（出にくさ）
●随伴症状も加わる
《まわりの人》ことばが出てくるまでの苦しそうな姿に、親の心配は増していく。子どもの将来を悲観することもある
《本人》ことばが出るまでは苦しむが、苦しい記憶は意外に残らないもの。周囲の反応のほうが心に焼きつく

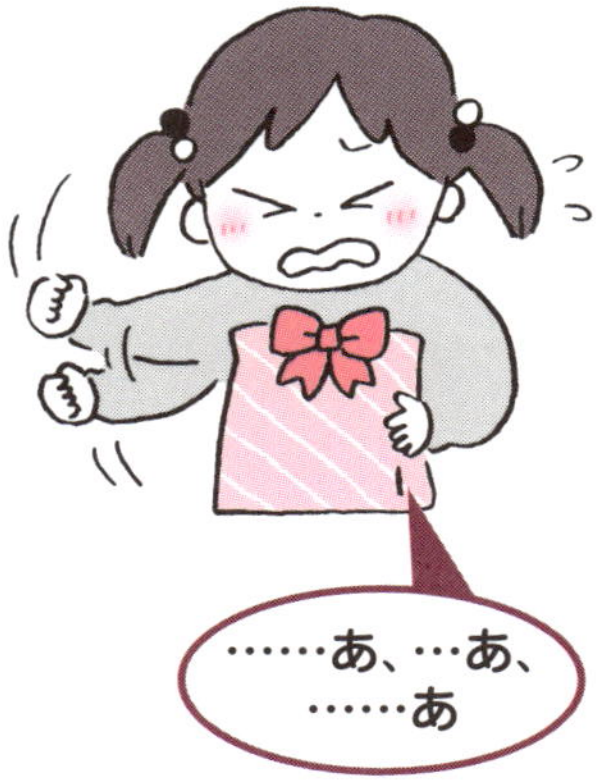
……あ、…あ、
……あ

成人 ← 思春期 ← 小学校高学年

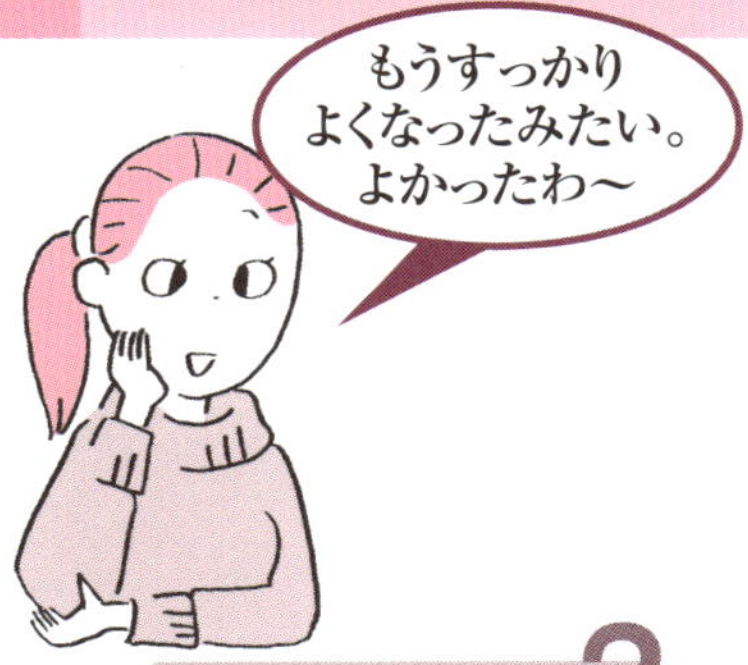
もうすっかり
よくなったみたい。
よかったわ〜

一般的な変化のしかた

長く続く吃音は、多くの場合、現れ方が段階的に変化していきます。まわりの人の心配の大きさは、症状の現れ方に左右されますが、本人の悩みの大きさとは必ずしも一致しません。

3

●ことばの言い換えなど、「隠す工夫」をするようになる

●緊張によるふるえがみられることも

《まわりの人》本人の工夫が始まり、以前よりは目立たなくなっていくため、親の心配は減る

《本人》目立たせないために試行錯誤。言いたいことが言えなかったなどという思いをためこんでしまうことがある

4

●一見、どもっていないようにみえる

●話す場面を避ける回避が加わりやすい

《まわりの人》大人に対しては口数が減ることもあり、ほとんど気にならなくなる。「治った」と安心する

《本人》隠すことを最優先にする結果、人の輪に入れないなど、逃避的になりやすい

回避が続くと悩みは減らない

回避はやめるのが、次の段階に進むためのポイント。吃音があってもやりたいことに取り組んで経験を積み、自信をつけていくことが大切

5

●特定の名前、電話の苦手さなどはあっても、日常生活に困ることは少なくなっていく

●吃音に苦しんでいる、苦しんでいたことをカミングアウトできるようになっていく

●たまにどもることはあるが、どもったあとの落ち込みは軽くなる

《まわりの人》ほとんど気にならない

《本人》吃音を受け入れ、つきあっている

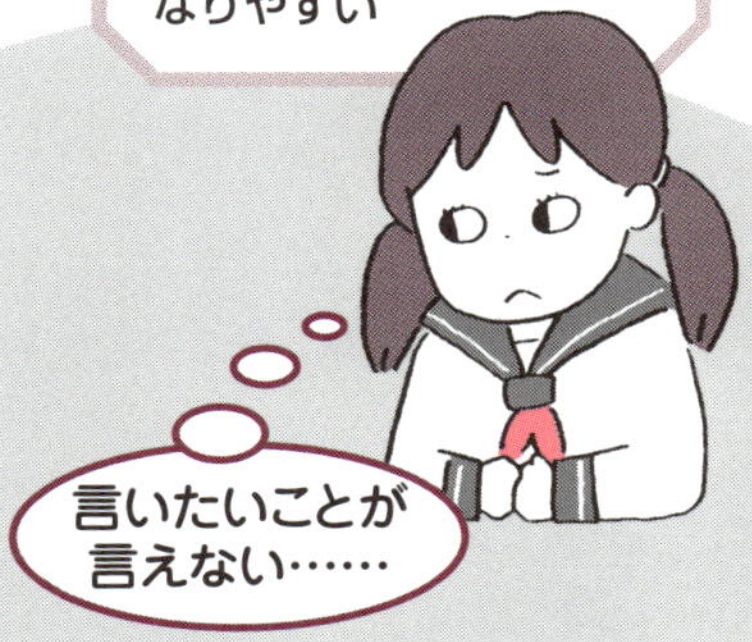
言いたいことが
言えない……

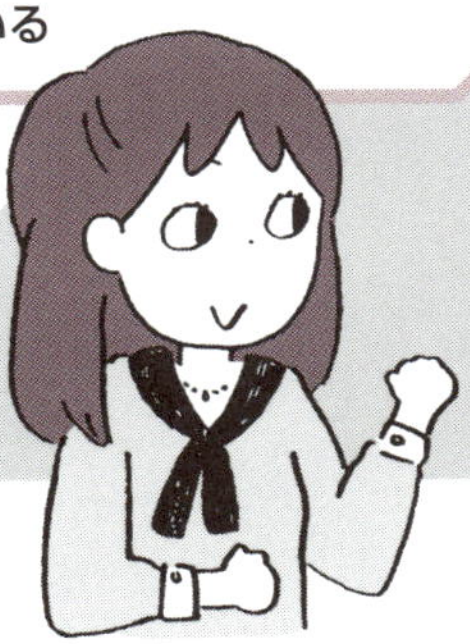

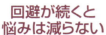

本人の悩みの大きさ

吃音があることで生じる悩みの大きさには個人差がありますが、吃音がある人が過去をふりかえったとき、「一番つらかった」と感じることが多いのが思春期。中学生、高校生にあたる年代です。

現れ方の変化

吃音には波がある。ひどい時期もずっとは続かない

長い目でみれば徐々に目立たなくなっていくとはいえ、その減り方は一直線ではありません。ほとんど出ない時期があるかと思えば、ぐんと増える時期もあるのが普通です。

まわりの大人は一喜一憂しがち

子どもの吃音が減れば親はホッと安心。増えれば、あれこれ悩んでしまうものです。

しかし、吃音の出方には波があるもの。増え続けるわけではないので、心配しすぎないでください。

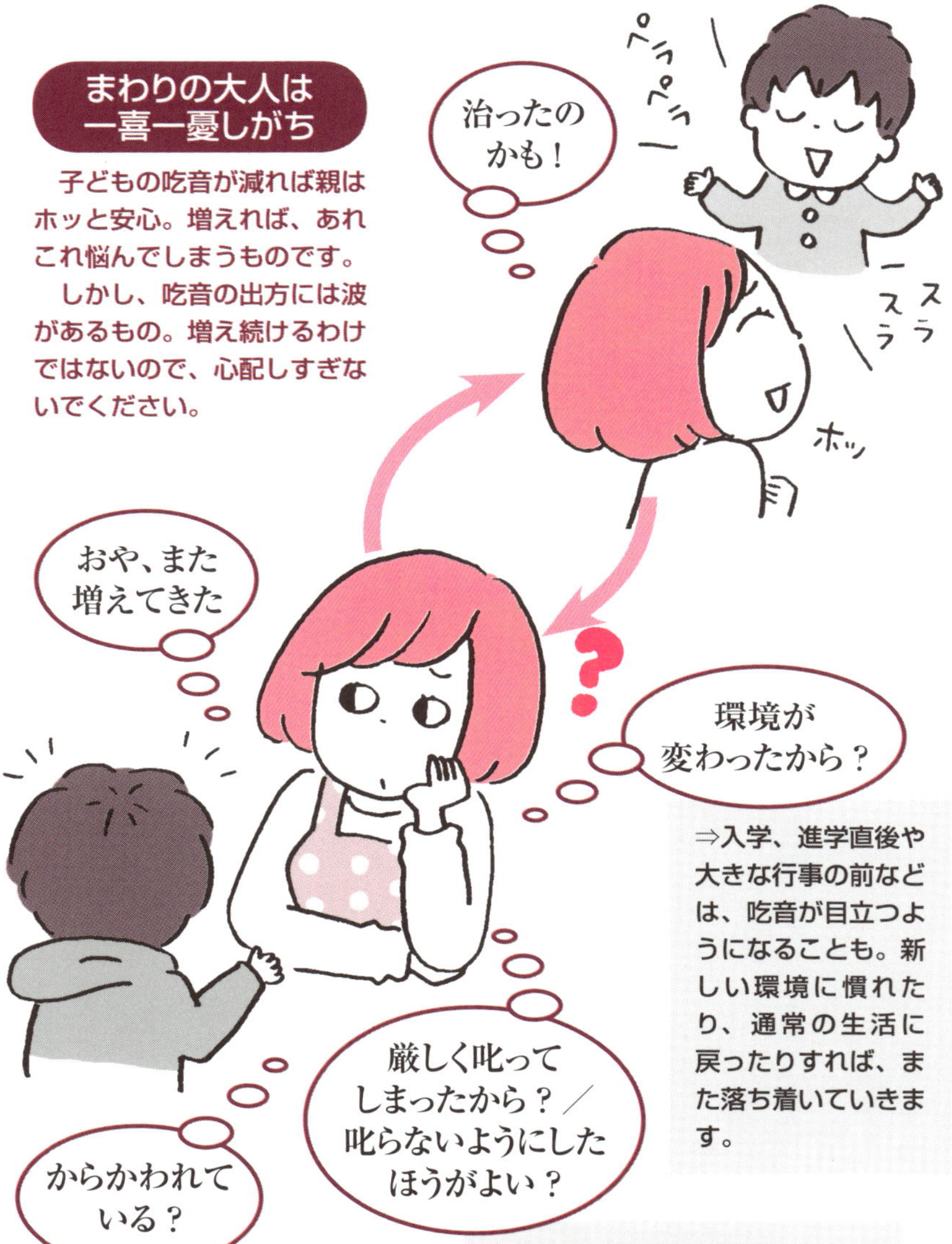
ペラペラ
治ったのかも！
スラスラ
ホッ
おや、また増えてきた
環境が変わったから？

⇒入学、進学直後や大きな行事の前などは、吃音が目立つようになることも。新しい環境に慣れたり、通常の生活に戻ったりすれば、また落ち着いていきます。

厳しく叱ってしまったから？／叱らないようにしたほうがよい？

⇒話し方については叱らないで！それ以外のことで、本当に叱らないとならないことなら叱ってかまいません。ただし、怒鳴りつける前にできることはないか、考えておきましょう（→57ページ）

からかわれている？

⇒これは確認が必要。からかい・いじめは放置せずすぐに対処します（→70ページ）

増減はあって当たり前

吃音の症状は、増えたり減ったりをくり返します。調子の悪さの背景に、からかい、いじめなどがないかぎり、いずれは落ち着いていくものです。

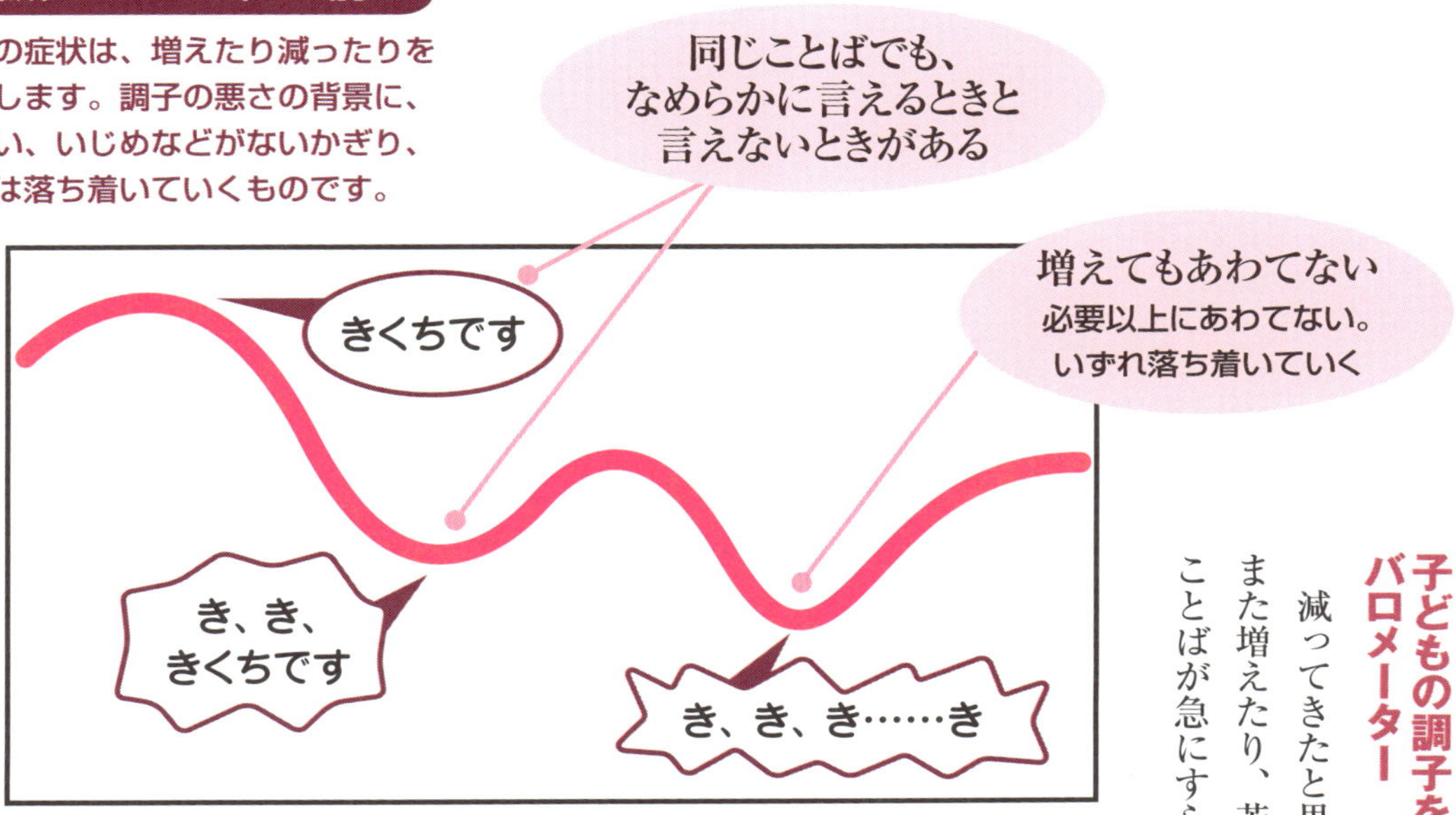
同じことばでも、
なめらかに言えるときと
言えないときがある
増えてもあわてない
必要以上にあわてない。
いずれ落ち着いていく
調子が
よい
調子が
悪い
きくちです
き、き、
きくちです
き、き、き……き

どもってもせいぜい2割程度

吃音があるといっても、１つひとつのことばすべてにつかえるわけではありません。年齢によって症状のタイプは変化していきますが、平均すれば、せいぜい会話のなかの２割程度。ひどいときの印象が残りがちですが、案外スムーズに話せている時期も多いものです。

▼年齢と吃音症状の変化

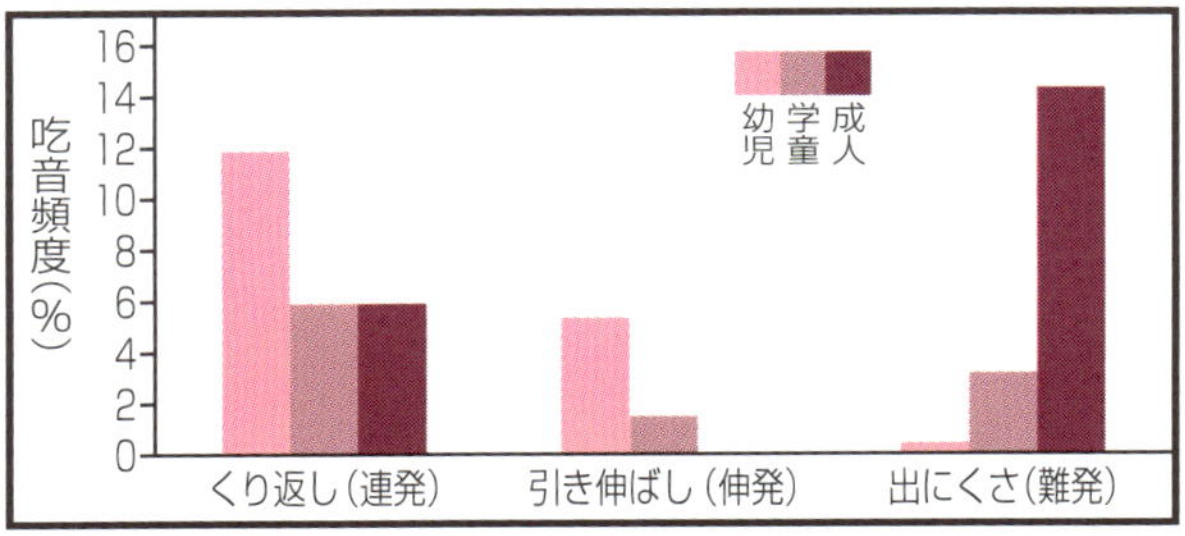
16
14
12
10
8
6
4
2
0
吃音頻度（%）
幼児
学童
成人
くり返し（連発）
引き伸ばし（伸発）
出にくさ（難発）

（N=124）（日本聴能言語士協会講習会実行委員会, 2001 改）

子どもの調子をはかるバロメーター

減ってきたと思っていた吃音がまた増えたり、苦手と思っていたことばが急にすらすら言えるようになったりといったように、「波」があるのは吃音の不思議なところのひとつです。

急に増えてきた場合、からかいやいじめがないかどうかの確認は必要です。そうしたことがなければ、いずれ戻ります。「子どもの調子のよさ・悪さをはかるバロメーター」というくらいのつもりで、ゆったり構えていてください。

三年以上続く吃音は簡単にはなくならない

始まってから三年以上たっても吃音が続いているようなら、「いつかは治るもの」ではなく「つきあっていく相手」と考えたほうがよいでしょう。向き合うことが大切です。

一時的になくす、減らす方法はある

吃音の症状は、コントロール不可能というわけではありません。なめらかに話すための方法は、いくつもあります。

歌をうたう

ふだんはどもることが多くても、歌はつかえることなく歌える

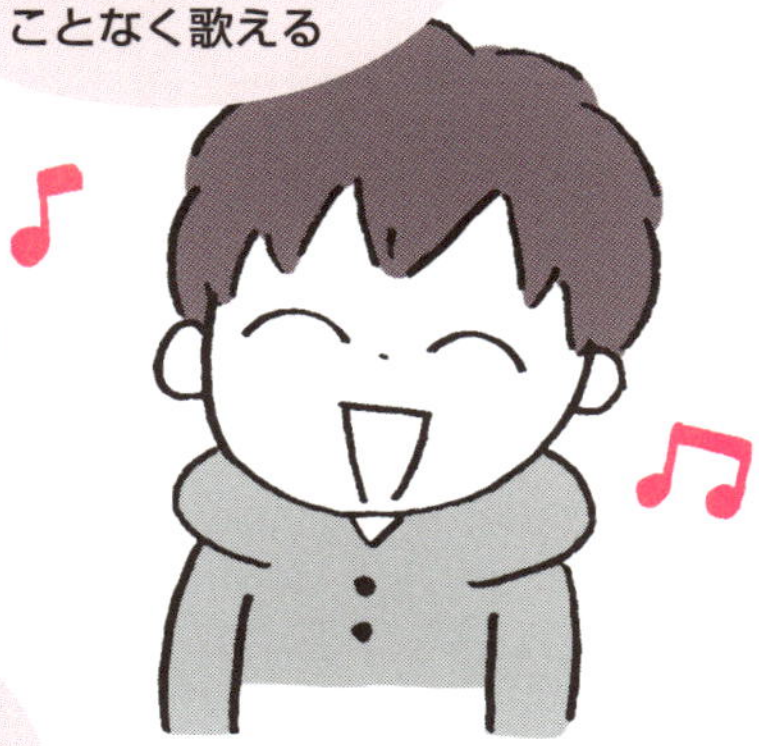

ゆーっくり話す

一音一音を、通常の倍くらいに伸ばして発声すれば、つかえずに話せる

特殊な機械を使う

DAFという機械を使い、少し遅れて再生される自分の声を聴きながら話すと、吃音はゼロ、または半減する
(→44ページ)

2人以上で読み上げる

1人で音読するとつかえやすくても、2人以上で声を合わせていっしょに読むとすらすら読める

メトロノームに合わせて話す

カチカチと一定のリズムを刻むメトロノームの音を聞きながらだと、スムーズに話せる

話し方を工夫する

ひとりごと、ささやくような声で話すと吃音が半減する

どれもずっとは続けていられない

どれも本人が「自分にはなめらかに話す力がある」と実感するにはよい方法ですが、根本的な治療法とはいえません。実生活のなかでずっと続けられるものではないからです。

努力や訓練で治せるわけではない

自分あるいは子どもの吃音に悩んでいれば、「早く治したい」「治す方法はないのか」と考えるのは当然です。しかし、「*八歳になっても吃音がはっきりある子は、思春期まで吃音が続く」といわれています。発症からだいたい三年以上、小学生以上であれば、「しばらくつきあうもの」として対応を考えていくことが必要です。

「吃音は治せる」「治さなければならないもの」という説は、一〇〇年以上も前に登場した古い考え方です。努力や訓練だけで、吃音ゼロの状態を保つことはできないのが実情です。

＊Howell et al., 2011

あせらずじっくり対応しよう

吃音を根本的に治す方法は残念ながらありません。しかし、環境を調整し、じっくり対応していけば、本人がいやな記憶を積み重ねるのを防ぐことはできます。

環境調整をする

- 話し方のアドバイスをしない
- 話す内容に耳を傾け、「話したい気持ち」を育てていく
- 子どもの間で起きやすいからかいを防ぐ

なめらかに話せなくても、マイナスの反応さえなければ、話すことへの不安は生じない

たくさん話す

- 人前で、話したいことをどんどん話していくのがよい
- くり返し同じことばを話していれば、つまる頻度は減っていく

適切に対応していても、吃音ゼロにはならないこともある。その場合には……

吃音と向き合う

- 吃音を隠そうとするから悩みが深まってしまう
- 吃音があることを認め、周囲にも理解してもらえるように取り組んでいく

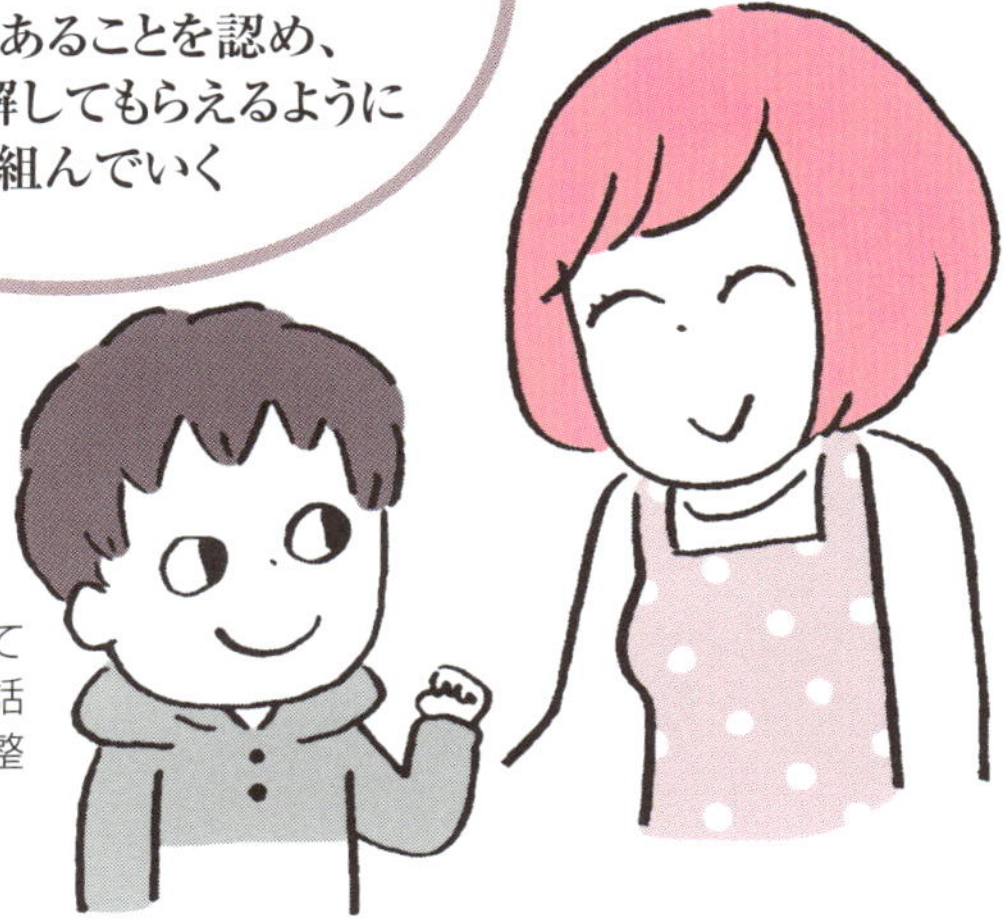

吃音があってもなくても、話したいことを話せるように、環境を整えていこう

「吃音ゼロ」はむずかしくても悩みの軽減は可能

なめらかに話せるようにならなければ吃音の問題は解消されないと考えがちですが、じつはそうともいえません。たとえ話し方が変わらなくても、悩みを減らすことはできます。

吃音の程度だけで問題の大きさは決まらない

吃音に悩む人は、本人も親も「なめらかに話すことさえできれば」と考えがちです。根本的な治療法はないと聞くと絶望的な気持ちになるかもしれません。

しかし、吃音があることで生じる問題の大きさを上記のように「体積」としてとらえれば、吃音の程度を軽くすることだけが悩みを解決する唯一の方法ではないことがわかるでしょう。

極端な話、ひどくどもっても、聞き手がそれをとがめず、話す本人も、とくに不安や落ち込みを感じていないのなら、体積はゼロ。吃音があることで問題が生じることはないわけです。

問題の大きさは3軸でとらえられる

吃音の研究者ジョンソンによれば、「吃音問題の大きさ」は３軸でつくられる立方体の体積の大きさでとらえられます。

ことばにつまることが多く、そのたびに周囲の聞き手が過剰に反応し、話し手である本人の不安や落ち込みが高まっていくと、吃音がもたらす問題は、かかえきれないほど大きくなってしまう

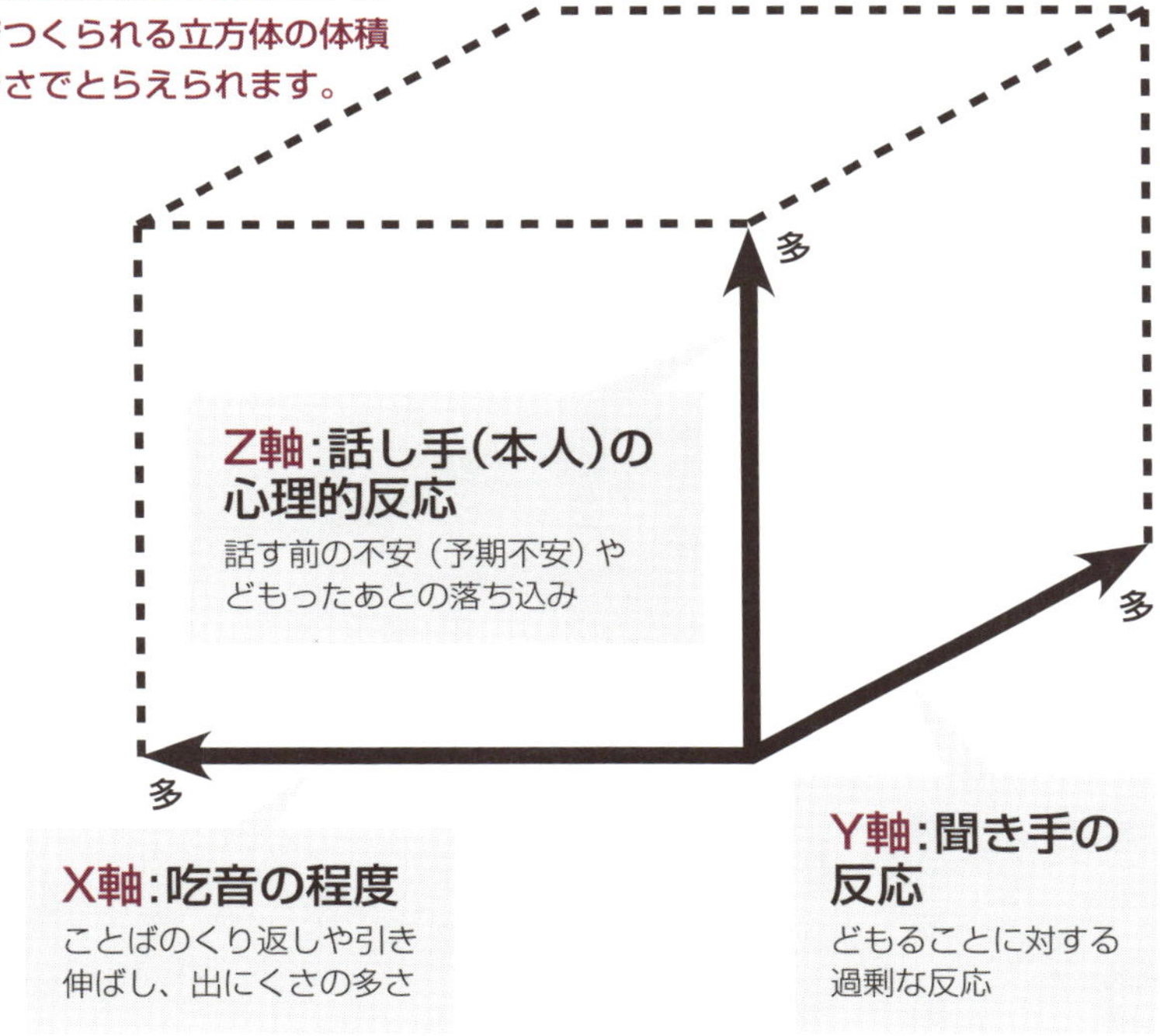
多
多
多
Z軸：話し手（本人）の心理的反応
話す前の不安（予期不安）やどもったあとの落ち込み
X軸：吃音の程度
ことばのくり返しや引き伸ばし、出にくさの多さ
Y軸：聞き手の反応
どもることに対する過剰な反応

聞き手の反応が変われば すべてが変わる

本人に「気にするな！」と言っても、それはなかなかむずかしいでしょう。努力や訓練で吃音ゼロにはなりません。

聞き手の反応を変えることが、問題を小さくする最善のルートです。

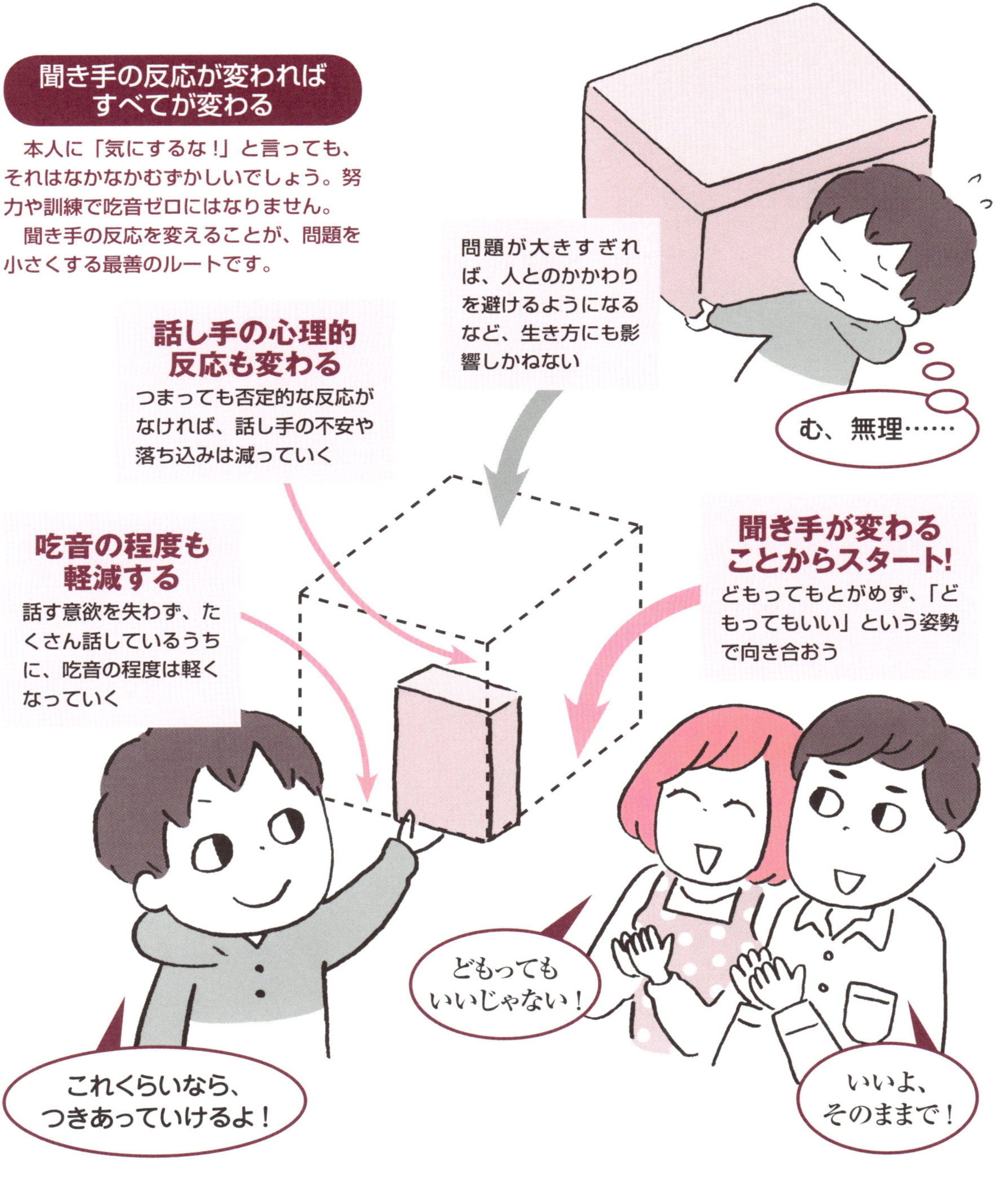
問題が大きすぎれば、人とのかかわりを避けるようになるなど、生き方にも影響しかねない
む、無理……
話し手の心理的反応も変わる
つまっても否定的な反応がなければ、話し手の不安や落ち込みは減っていく
吃音の程度も軽減する
話す意欲を失わず、たくさん話しているうちに、吃音の程度は軽くなっていく
聞き手が変わることからスタート！
どもってもとがめず、「どもってもいい」という姿勢で向き合おう
どもっても いいじゃない！
いいよ、そのままで！
これくらいなら、つきあっていけるよ！

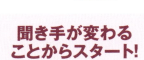

COLUMN

高額な製品、教材も万全とはいえない

機械やテクニックで吃音が治る!?

インターネット上には「吃音を治す」とうたった製品や教材など、さまざまなものが紹介・販売されています。高額でも「効果があるなら」と購入を考えている人もいるかもしれません。

実際、ＤＡＦ（遅延聴覚フィードバック）という吃音補助機械を使えば、朗読時の吃音は半減すると報告されています。教材で紹介されているテクニックによって、「吃音が減った」と感じる人もいるかもしれません。

ただし、どんな製品・教材も、それを使えば吃音がゼロになる、使わなければ吃音は減らない、というものではありません。

たとえばＤＡＦの機械は、自分が発した声をイヤホンで聴きながら話すものなので、なかなかことばが出ない難発性の吃音には効果がありません。会話時の吃音を減らす効果も薄いことがわかっています。

▼吃音補助機械の吃音軽減度

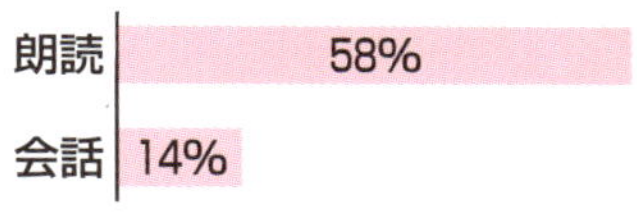

(N=11)　(Pollard et al., 2009)

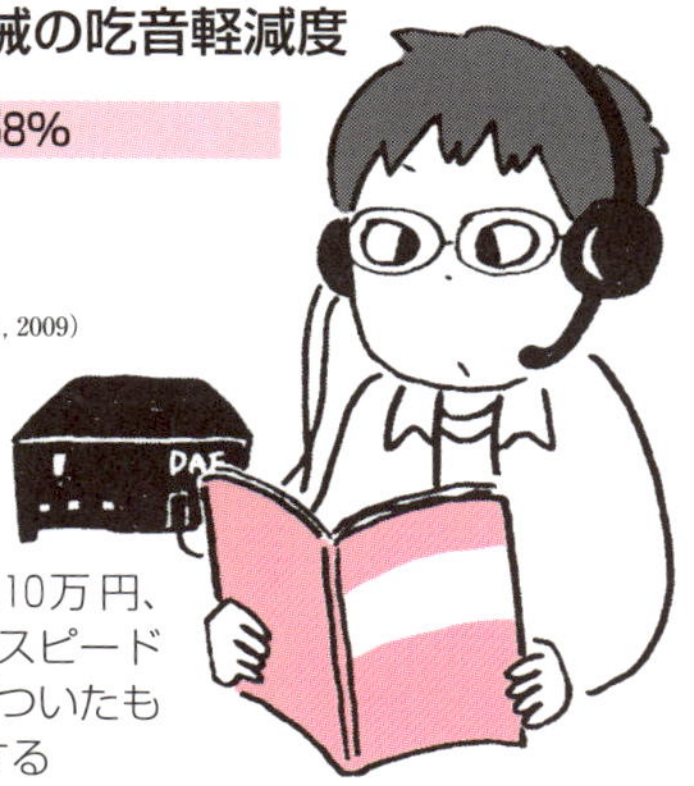

DAFの機械は約10万円、自分が発した声のスピードを調整する機能がついたものは50万円ほどする

親がするべき大切なことはほかにある

いずれにしろ、親が子どもに利用をすすめるのは控えましょう。子どもの話し方そのものを改善しようと親が努力すればするほど、子どもは「今の私はダメ」という思いを強めてしまいます。

たとえ子どもが希望しても、まずは「なぜ利用したいのか」を確認しましょう。子どもが「吃音はいやなもの」と思わせる環境におかれているなら、それを改善していくことのほうが大切です。

3

聞き手の変化が吃音の悩みを減らす

吃音を「いやなもの」にしないためには、
本人の話し方を変えようとするのではなく、
聞き手側である大人が受け止め方を変えることが大切です。
子ども自身が「どもってもいいか」と思えるようになるために、
まわりの大人はどのように対応していけばいいのでしょう？
すぐに始めたい具体的な対応法をみていくことにしましょう。

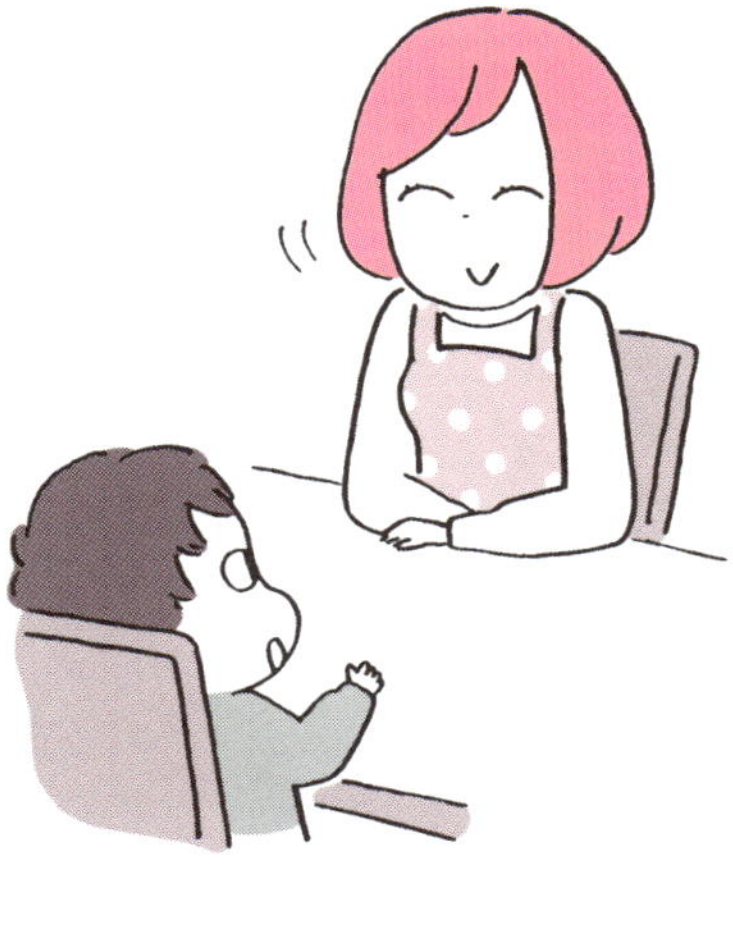

ストーリー③

もう、子どもの「話し方」ばかり気にするのはやめた!!

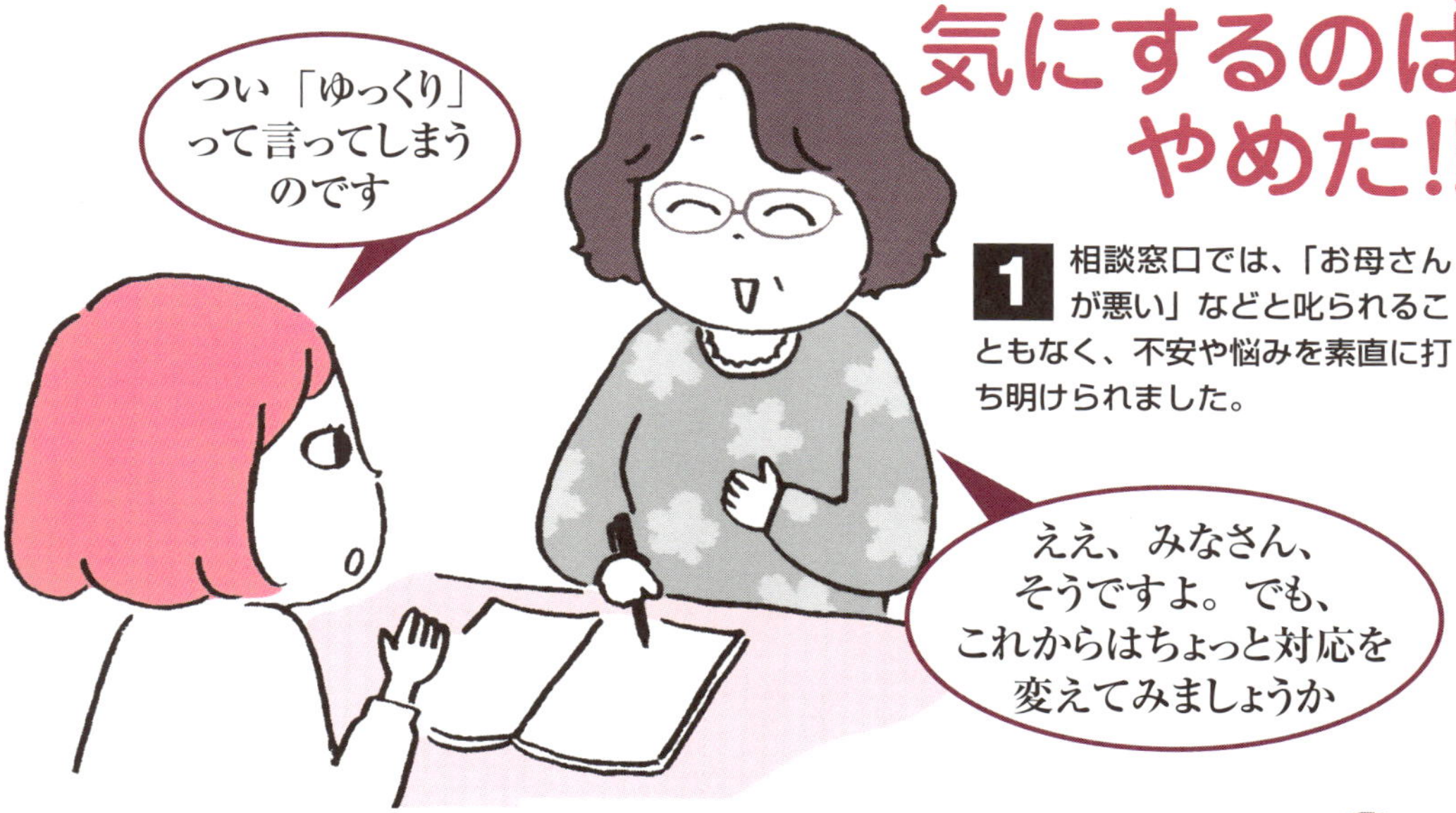
つい「ゆっくり」って言ってしまうのです
ええ、みなさん、そうですよ。でも、これからはちょっと対応を変えてみましょうか

1 相談窓口では、「お母さんが悪い」などと叱られることもなく、不安や悩みを素直に打ち明けられました。

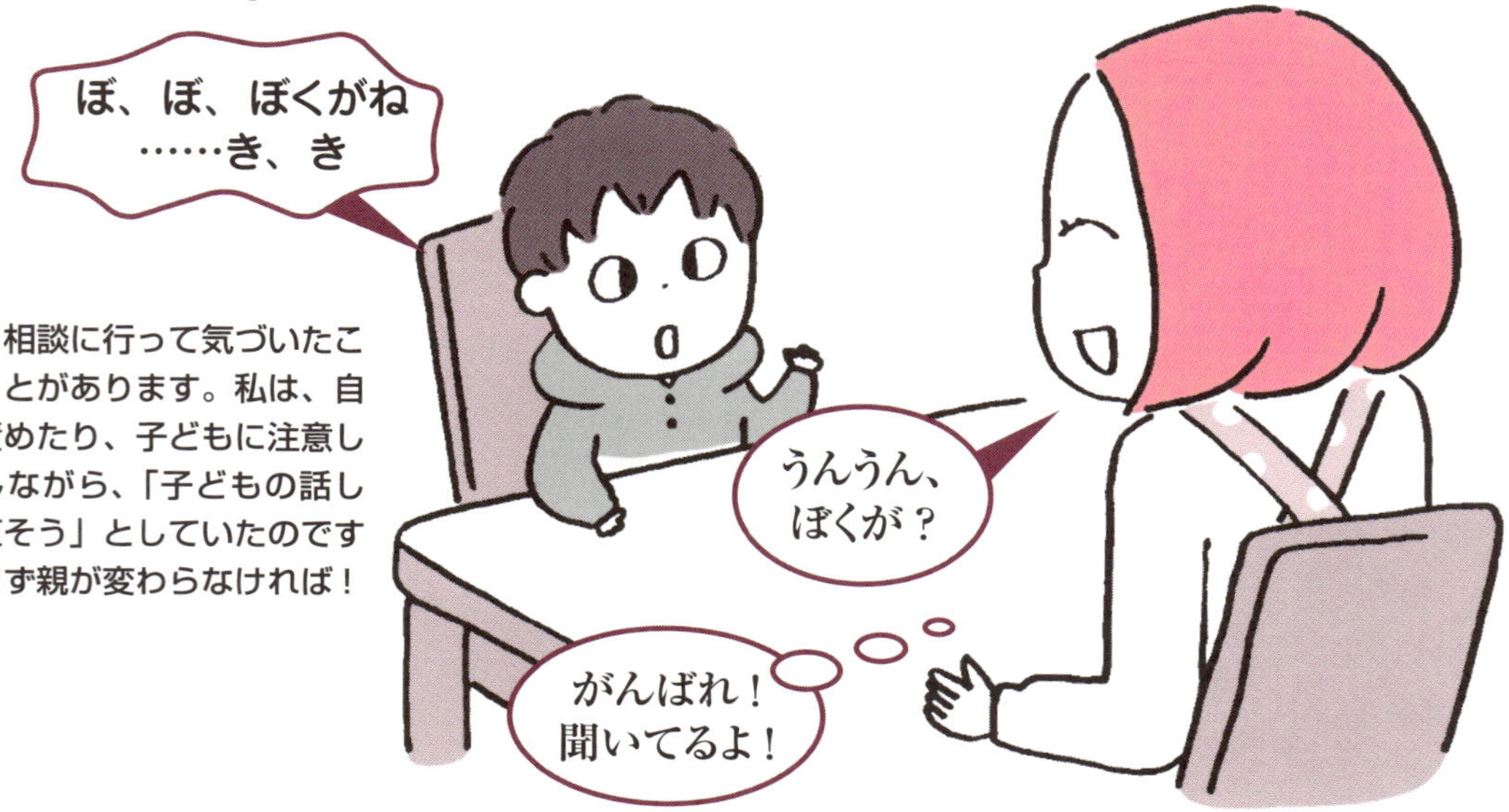
ぼ、ぼ、ぼくがね……き、き
うんうん、ぼくが？
がんばれ！聞いてるよ！

2 相談に行って気づいたことがあります。私は、自分を責めたり、子どもに注意したりしながら、「子どもの話し方を直そう」としていたのですね。まず親が変わらなければ！

3 園の保護者会で、私は息子の吃音について率直に話をしました。すると、ほかの保護者からも、それぞれの悩みがいろいろ出されました。子育てに悩まない人なんていないのかも、と少し気が楽になりました。

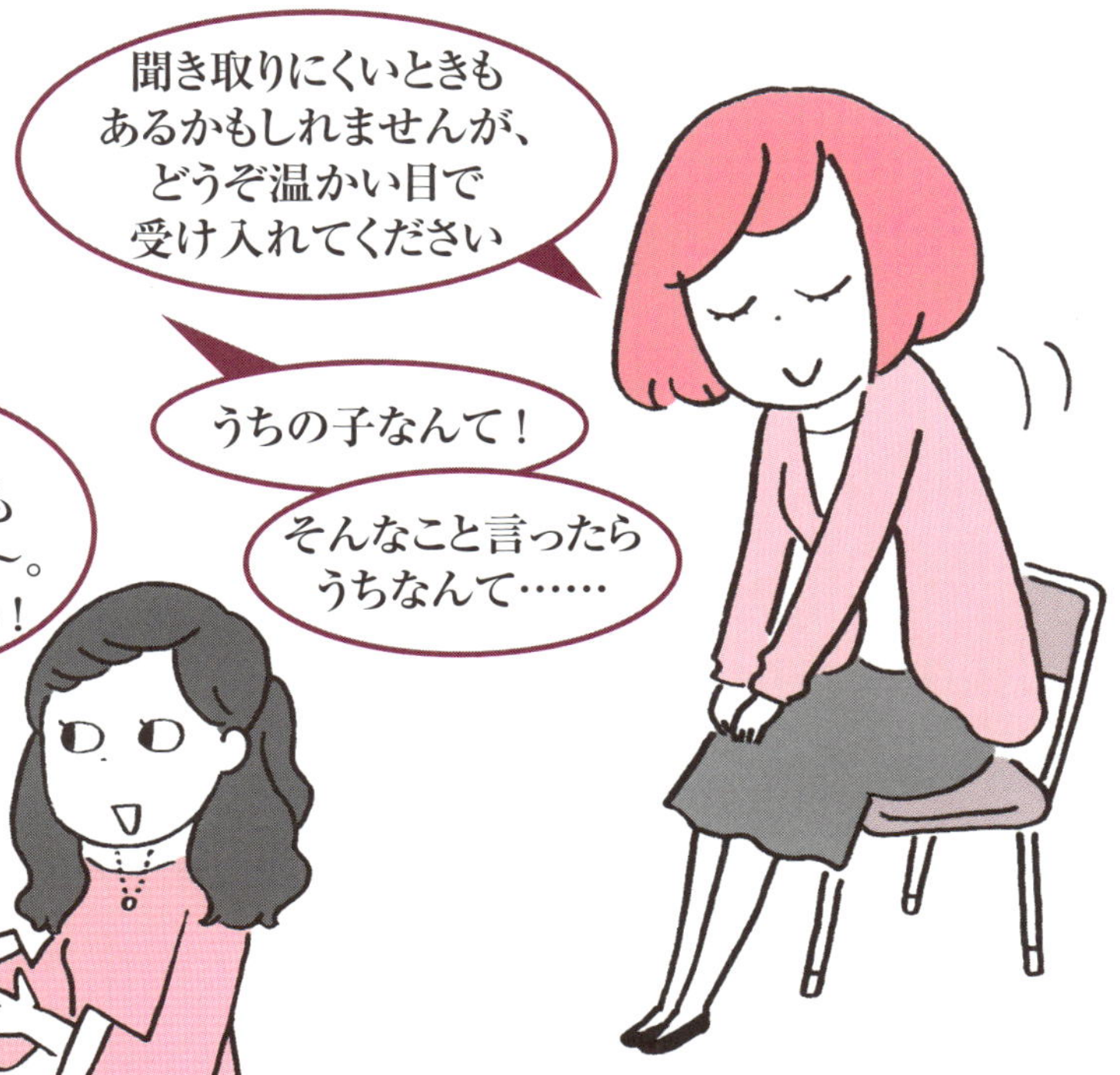
聞き取りにくいときもあるかもしれませんが、どうぞ温かい目で受け入れてください
うちの子なんて！
そんなこと言ったらうちなんて……

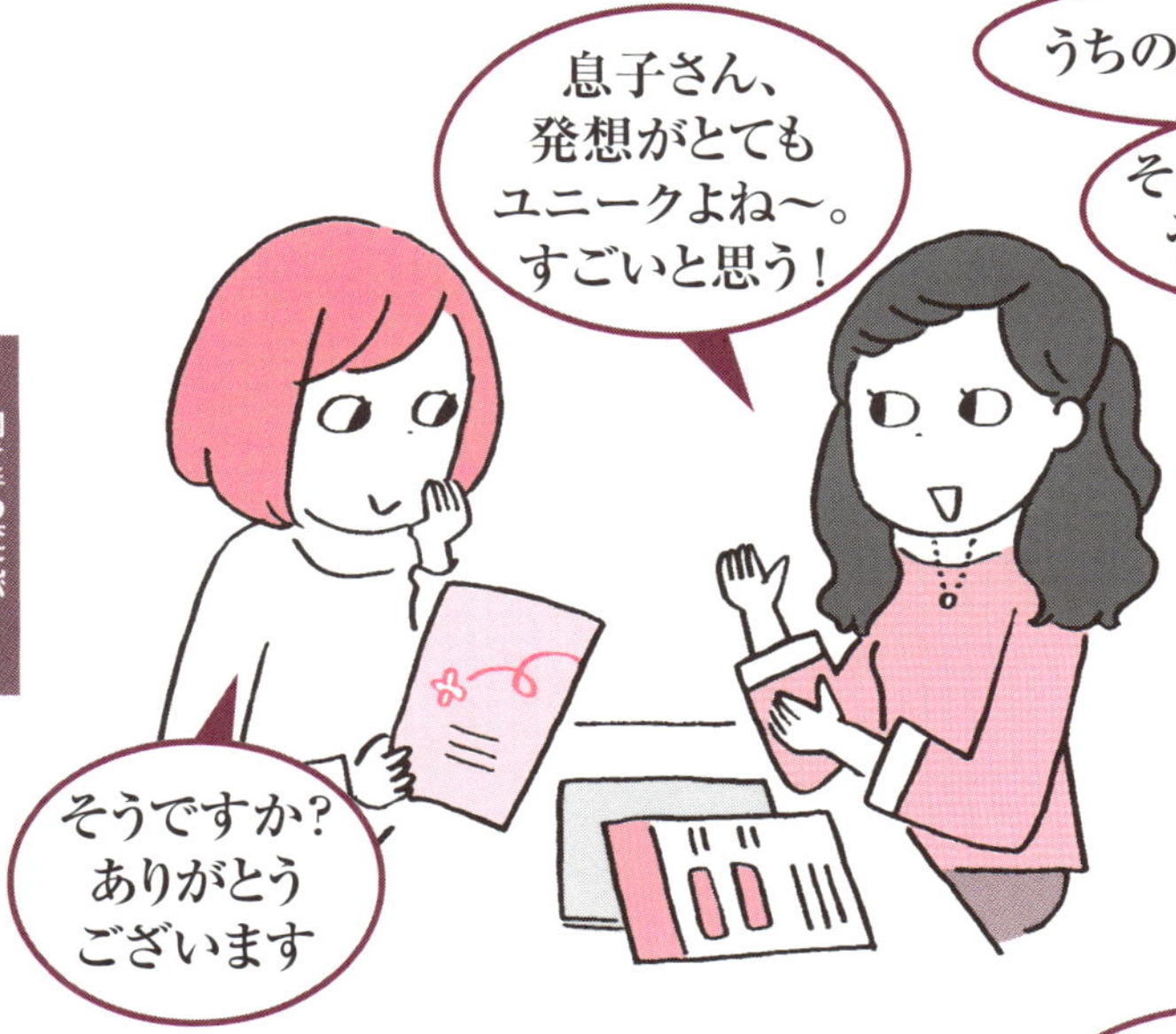
息子さん、発想がとてもユニークよね～。すごいと思う！
そうですか？ありがとうございます

4 保護者会のあと、あるお母さんが言ってくれたことばに、私はハッとしました。いつもなめらかに話せるかばかり気にしていて、私は息子のよい点をちゃんと認めていなかったのかもしれません。

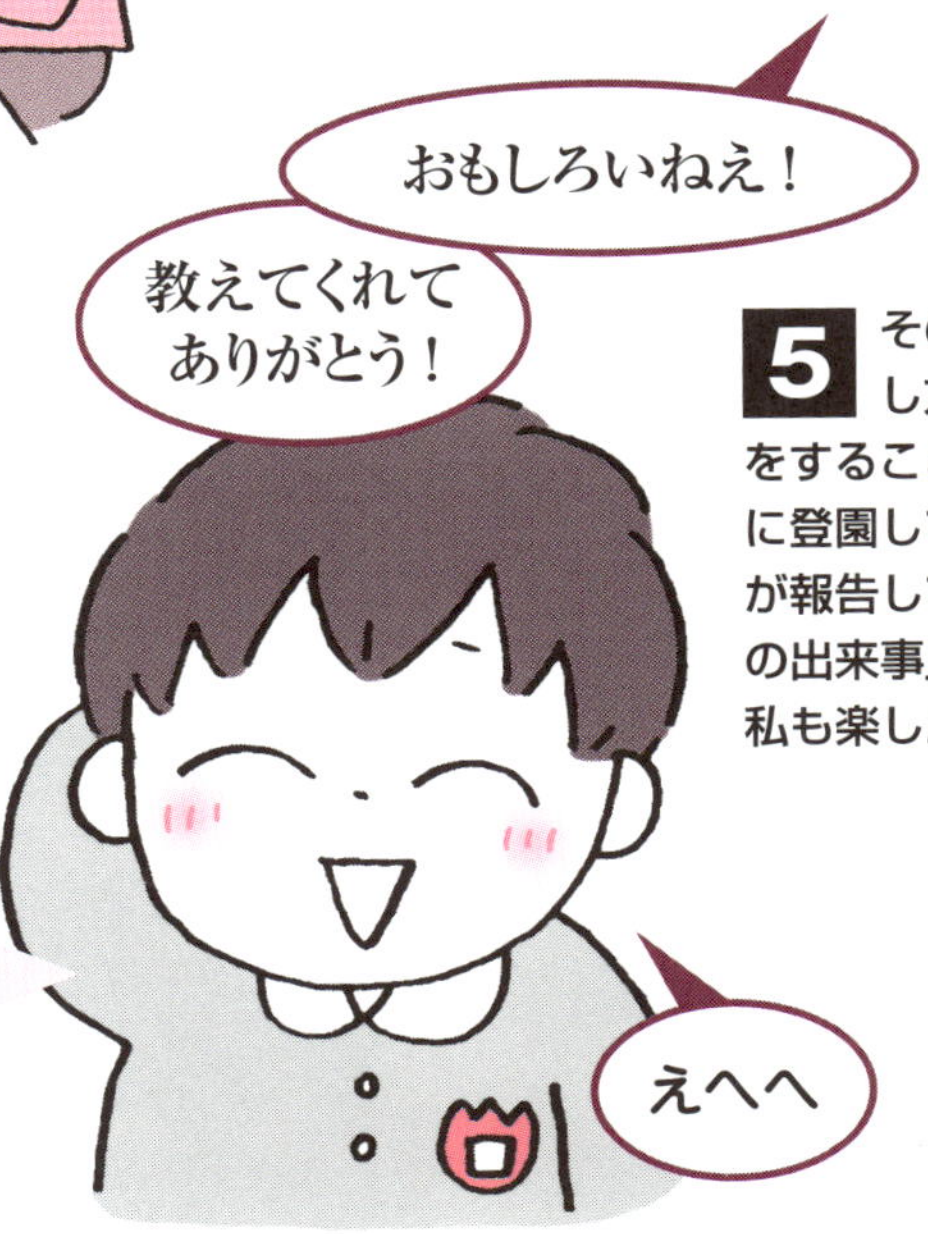
おもしろいねえ！
教えてくれてありがとう！
えへへ

5 その後、息子は話し方でいやな思いをすることもなく、元気に登園しています。息子が報告してくれる「今日の出来事」を聞くことを私も楽しんでいます。

子どもの「話したい」
という意欲は、聞き手の反応で大きく
左右される。よい聞き手に
なるコツは？

話す意欲を育てる

「話したい気持ち」を奪わないことが大切

話し方にかかわらず、どんどん話すことができていれば吃音の悩みはふくらみません。そのためには、「話したい」という気持ちを奪わないこと、育てていくことが重要です。

話すことの成り立ち

話すことは、表面的な「話し方」と、中身にある「話す意欲」の２つで成り立っています。話した結果しだいで、話す意欲がますます高まることもあれば、逆に低下してしまうこともあります。

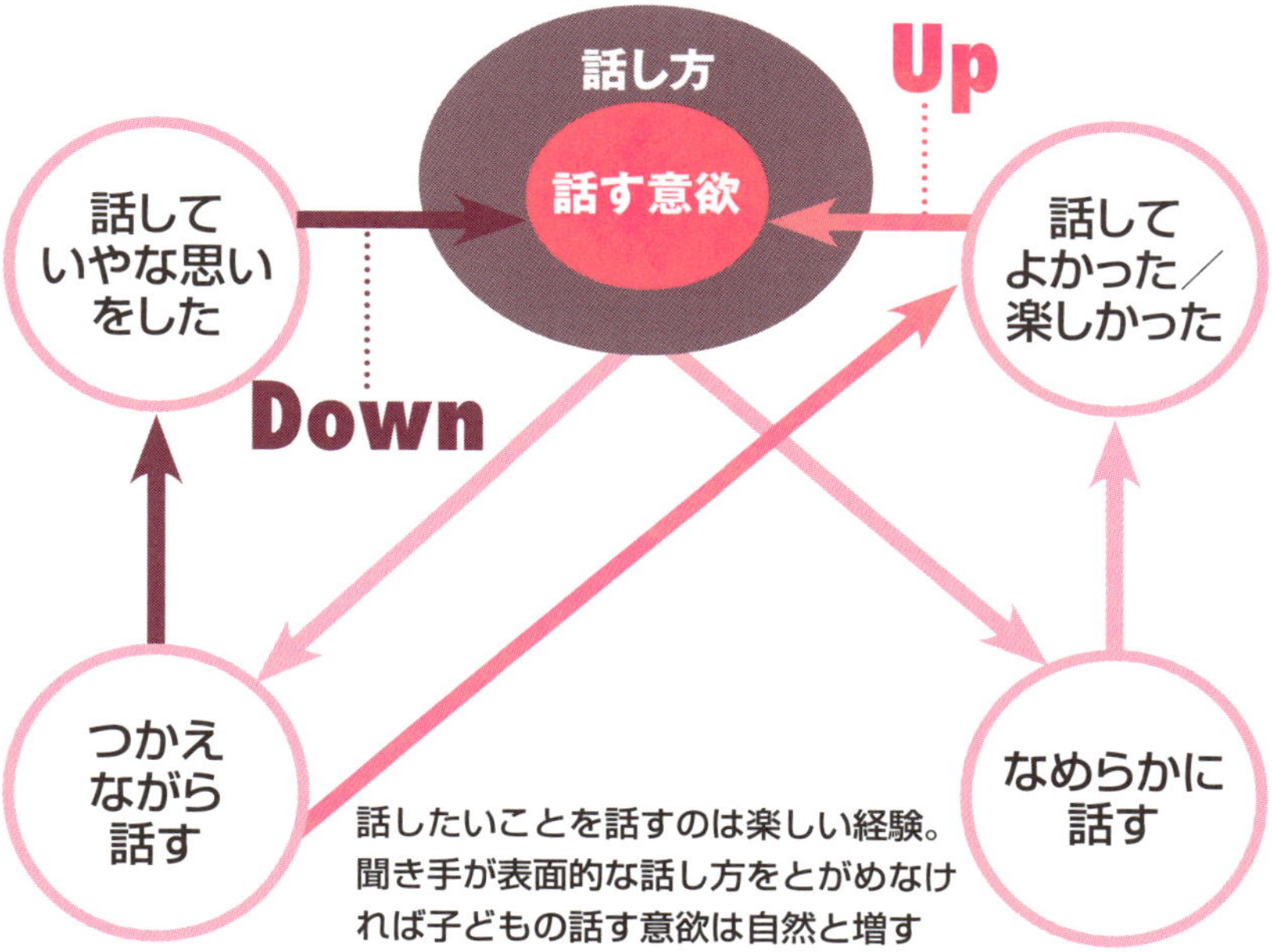

話し方
話す意欲
Up
Down
話して
いやな思い
をした
話して
よかった／
楽しかった
つかえ
ながら
話す
なめらかに
話す
話したいことを話すのは楽しい経験。
聞き手が表面的な話し方をとがめなければ子どもの話す意欲は自然と増す

聞き手の反応が話す意欲に影響する

自分の話し方を気にして思うように話せない状態が続くと、交友関係はなかなか広がりません。吃音があっても、話したいことをどんどん話せるようにしていくことが、友だちを増やし、人とのかかわりに問題を生じさせない最大のポイントといえます。

うまく話せなくても、それだけで本人の話す意欲が削がれるわけではありません。聞き手の反応しだいでは、「もっと話したい」と意欲をもてるようになることもあります。だからこそ、聞き手の姿勢の見直しは必要です。話し方にかかわらず自分を肯定的にとらえられるようにすることが大切です。

2段階に分けて考える

本人がたくさん話せるようにするためのサポートのしかたは、吃音が始まってからあまり時間がたっていない場合と、長く続き、本人の悩みが深まっている場合とで少し違います。

比較的早い段階
（幼児〜小学校低学年くらい）

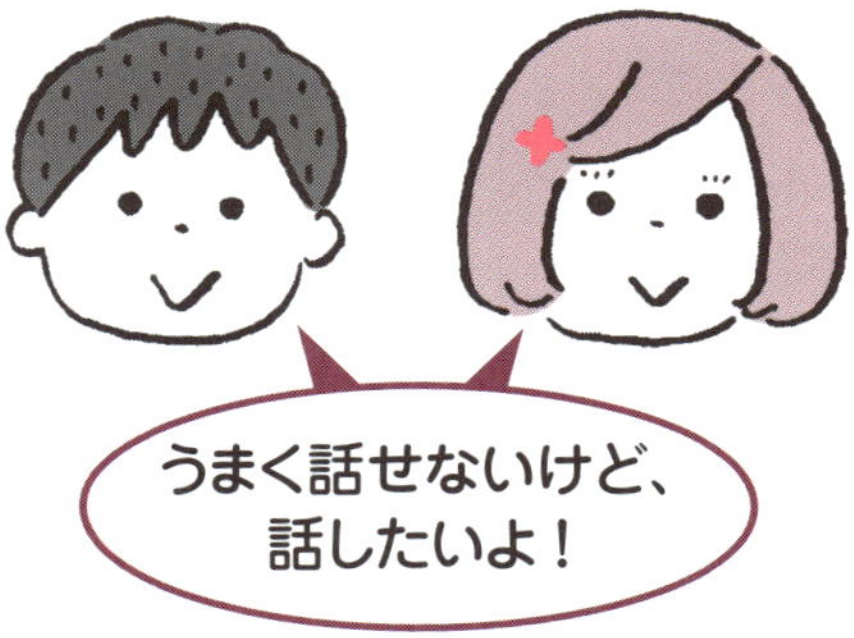
うまく話せないけど、
話したいよ！

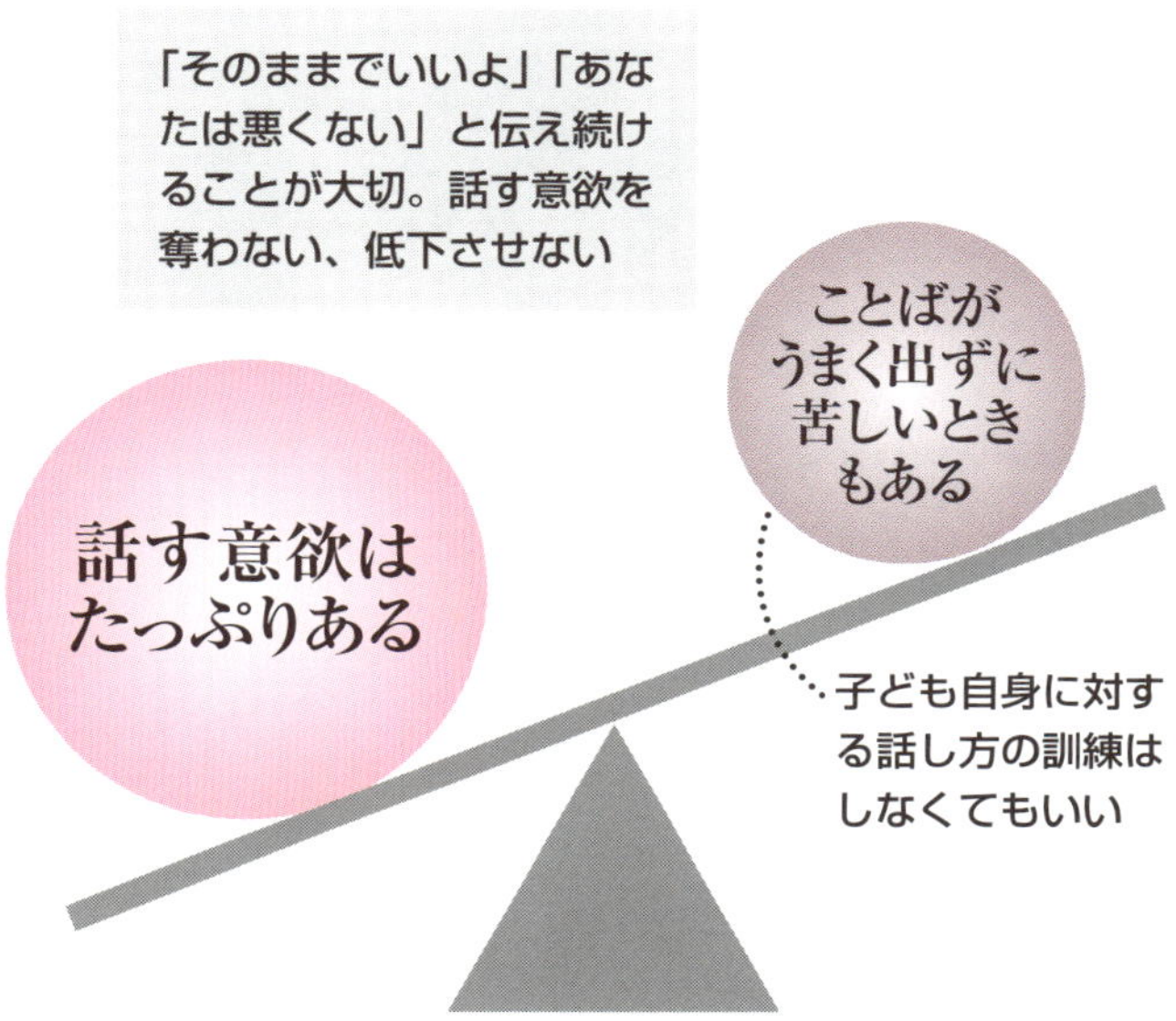
「そのままでいいよ」「あなたは悪くない」と伝え続けることが大切。話す意欲を奪わない、低下させない
話す意欲はたっぷりある
ことばがうまく出ずに苦しいときもある
子ども自身に対する話し方の訓練はしなくてもいい

吃音が続いている段階
（小学校高学年くらいから）

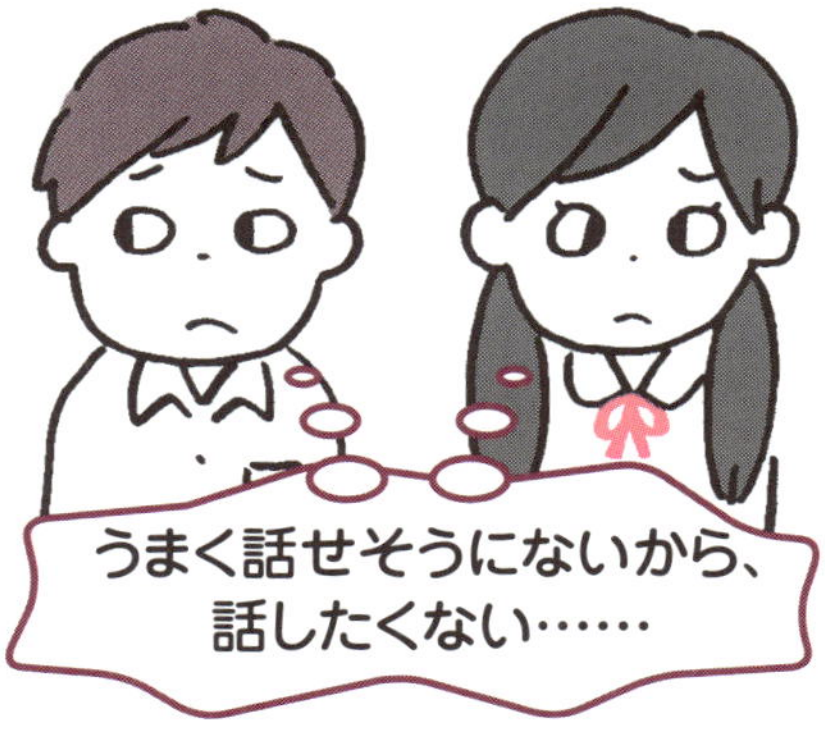
うまく話せそうにないから、
話したくない……

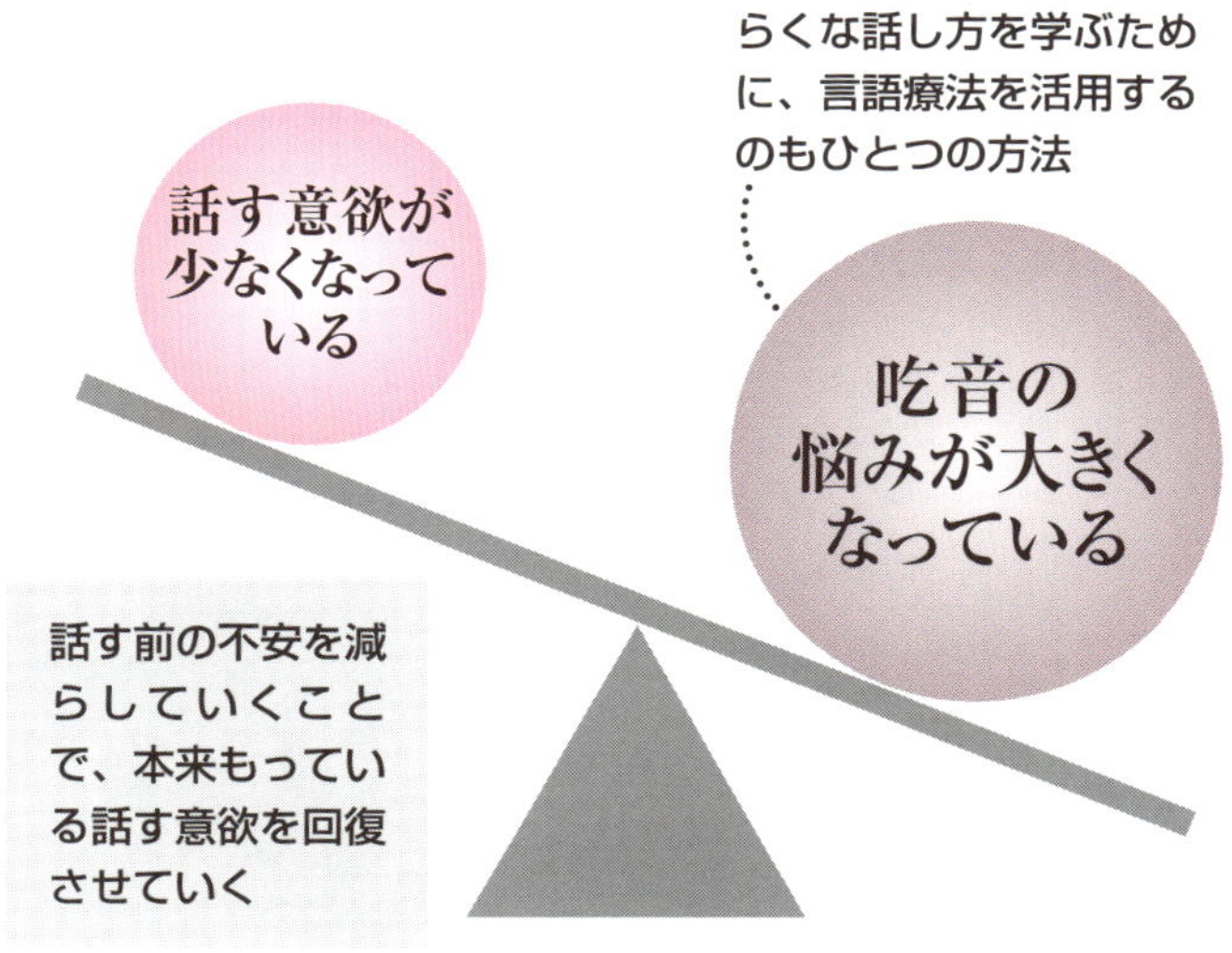
らくな話し方を学ぶために、言語療法を活用するのもひとつの方法
話す意欲が少なくなっている
吃音の悩みが大きくなっている
話す前の不安を減らしていくことで、本来もっている話す意欲を回復させていく

話す意欲を育てる

「どもってもいい!」という思いが重要

吃音がある子にとっては、どもるときもあればどもらないときもあるのが「そのまま」の姿です。だからこそ、「どもってもいいんだよ」とまわりが伝え続けることが大切です。

安心して話せる環境へ

どんな話し方でもいい――聞き手がそのように受け止めてくれれば、子どもは安心して「話したい気持ち」を表現できます。

そんな話し方していたら、くせになるぞ
かわいそうねえ……
どもってはいけないんだ。私が悪いんだ
落ち着いて！深呼吸、深呼吸！
私の育て方がいけなかった……
変な話し方～
→自信を失い、話すことをためらう
聞き手から変える
話し方は関係ないんだね！私は悪くない！
どもってもいいんだよ
いいよ、そのままで
そういうとき、あるよ
ちゃんと聞いているよ
あなたは全然悪くない！
→ためらうことなく、どんどん話していける

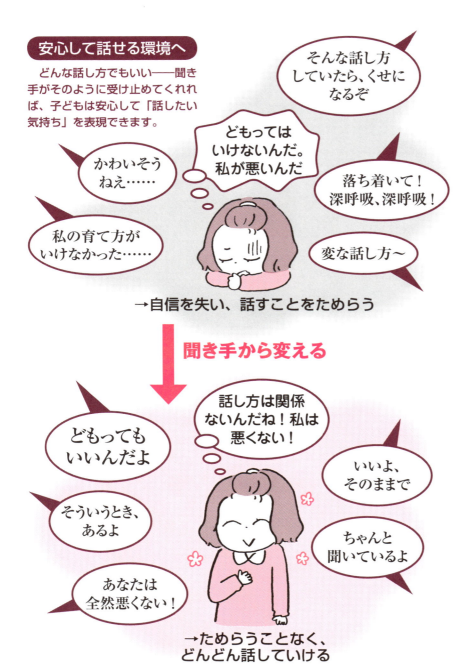

親こそ必要、「どもってもいい」という思い

気にしないそぶりはしていても、内心は「どもってほしくない」という思いでいっぱい、などということはありませんか？ その根底にあるのは知識不足、思い違いです。

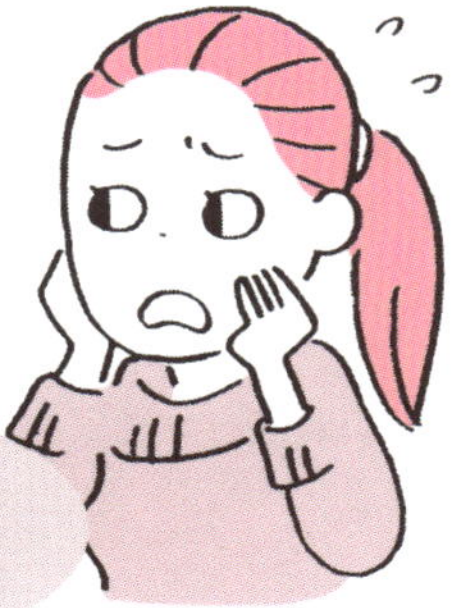

吃音に対する知識不足

→ 親自身の罪悪感
→ どもることに敏感・心配になる
→ 子どもの話し方の修正を試みる
（このままじゃダメなんだ）
（話すのがこわいよ……）
→ 子どもの話す意欲が低下

根底から変える

→ 吃音のことを正しく知る
→ 親自身の罪悪感が減る
→ どもることへの敏感さ、心配が減る
→ 子どもの話し方の修正をやめる
（このままでいいんだ）
（たくさん話したい！）
→ 子どもの話す意欲が高まっていく

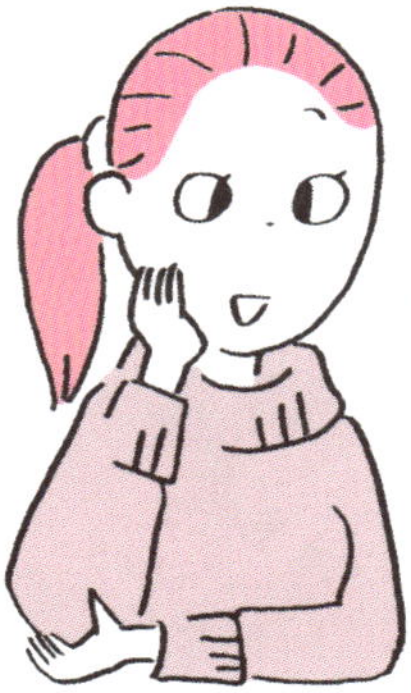

まわりの思いが本人に伝わっていく

話す意欲でいっぱいの子どもでも、「つかえずに」という条件付きでは、話したい気持ちを簡単には表現できません。

吃音のことを正しく知れば、「つかえずに話せ」というメッセージが、いかに難題かは理解できるでしょう。まずはまわりの大人が十分に知識をもつこと、そのうえで、子どもに難題を押しつけないことが重要です。

よい聞き手になる

子ども自身のことば、話の中身に注目する

話しにくそうな姿に、大人は先回りしてことばを補い、話を進めがち。それでは子どもの「話したい」という気持ちは満たされません。じっくり子どものことばを待ちましょう。

話す意欲を育てる会話の進め方

　伝えたいことを自分のことばで言い切り、それが相手のよい反応を引き出したときには、だれだって「話してよかった！」と思えるもの。「もっと話したい」という気持ちが高まります。

「50m 走、どうだった？」

なかなかことばが出てこない

ことばが出るのを待つ

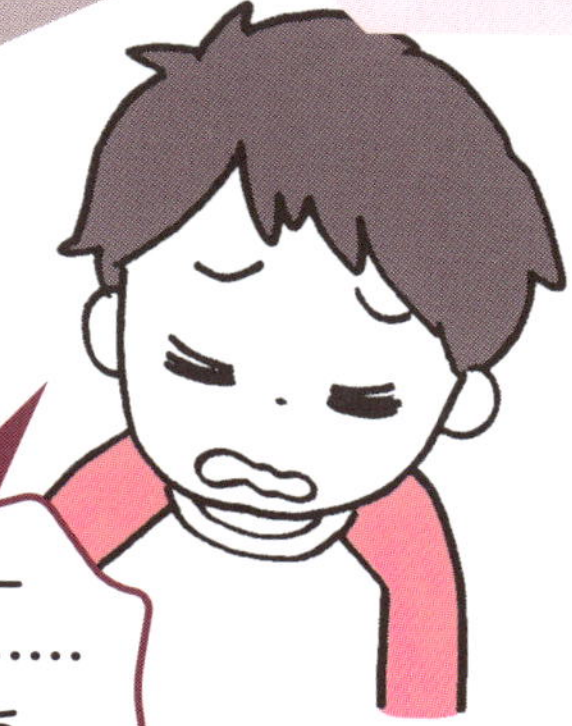

いーーー
いーーー……
い、いち

学校の授業中などの場面では、ただ待つだけでなく、ことばを出やすくする工夫を考えておくほうがよいこともある（→76ページ）

助け舟のつもりでことばの先取りをする

「いちばんだったの？ すごい！ 何秒？」

「え？ うーんと……」

本人の思いは複雑

- よかった！　わかってくれた
- でも、ちょっと違うんだよなあ……
- 少し待っていてくれれば自分で言いたいことを言えるのに
- 次々に聞かれて困っちゃう

子どもは自分のことばで伝えたい

　親は、子どもの「言いたいこと」に察しがつきやすいもの。苦しそうな姿をみていられずに、気が利く人ほど子どものことばの先取りをしがちです。

　たとえ子どもの言いたいことど

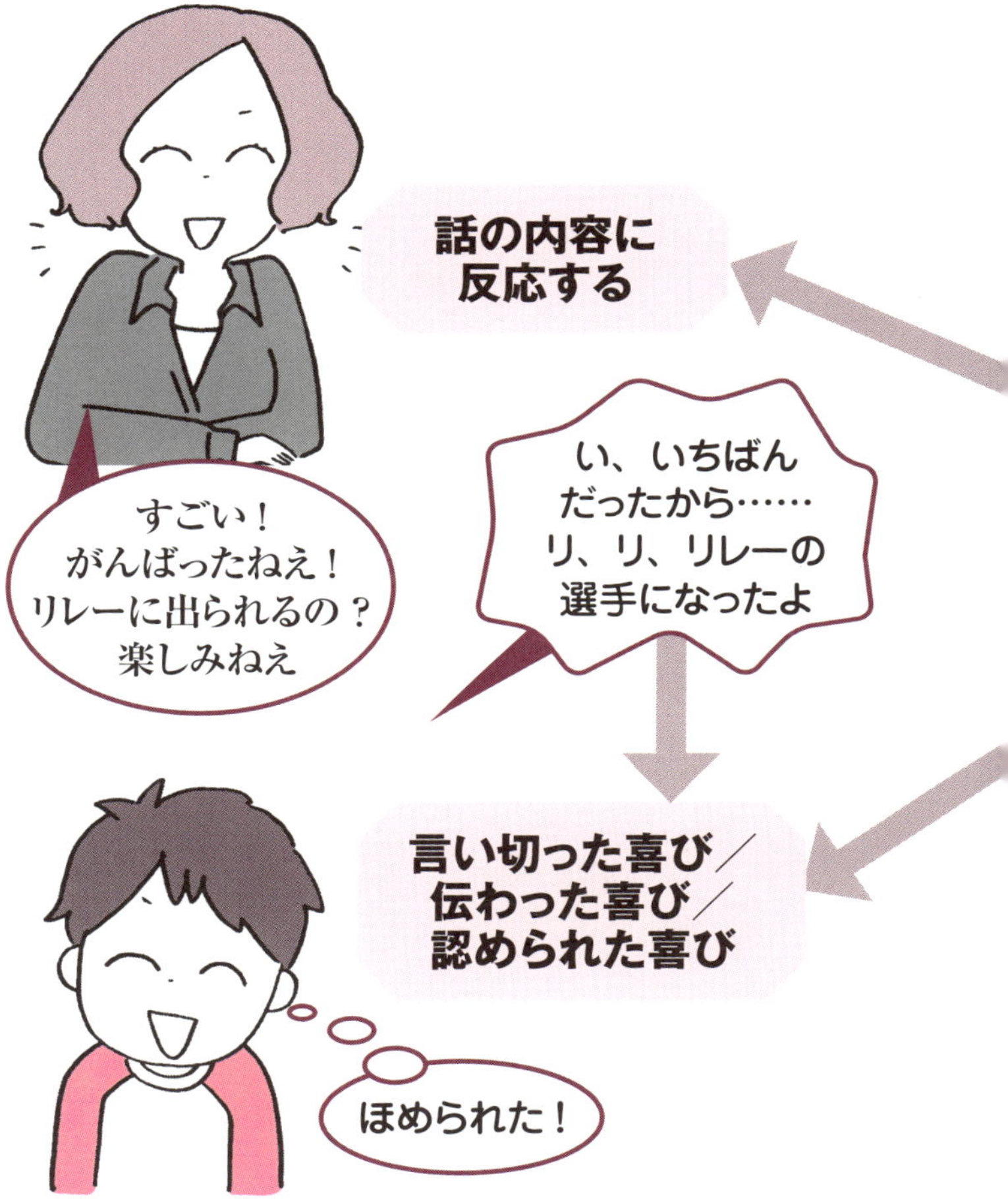
話の内容に
反応する
い、いちばん
だったから……
リ、リ、リレーの
選手になったよ
すごい！
がんばったねえ！
リレーに出られるの？
楽しみねえ
言い切った喜び／
伝わった喜び／
認められた喜び
ほめられた！

おりだったとしても、親がことばを補ってしまうと、子どもの「話したい」という欲求は満たされないままになってしまいます。子どものことばを待ち、急がず会話を進めていきましょう。

「産みの苦しみ」と同じ。苦しさは一時的なもの

ことばが出るまでの苦しさは、お産のときの痛みにたとえてみるとわかりやすいでしょう。どんなに陣痛が苦しくても、それは生まれるまでの一時的なもの。苦しんでことばを発した子も、言い切ることができれば、苦しさは消え満足感を得られます。

日々の様子を記録しておこう

話し方ばかりに目が向くときは、子どもの発言をそのまま記録しておくとよいでしょう。ユニークな発言、感心するような発言もあるはずです。

ひどいときの印象ばかりが残りがちな吃音の状態を冷静にとらえるためにも役立ちます。

日記／メモ

- 育児日記、保育園・幼稚園などの連絡帳、自分のスケジュール帳など、形式はなんでもよい
- その日の出来事なども含めて記録しておくと、吃音を増やす要因を見つけ出すのに役立つこともある

動画

- 子どもの話し方、話した内容をそのまま記録しておける
- 受診や相談の前に、日常の様子を記録し、相談時に医師や相談員にみてもらうのもよい

よい聞き手になる

ちょっとしたコツで「聞き上手」になれる

「うちの子は口数が少ない」と感じているなら、聞き方を振り返ってみましょう。
思春期前の子どもは、本来、お母さん、お父さんには話したいことがたくさんあるものです。

もっと話したくなる聞き方のポイント

ことばがスムーズに出てこないときこそ、子どもが途中で話すことをあきらめてしまわないように、やさしく促していきましょう。

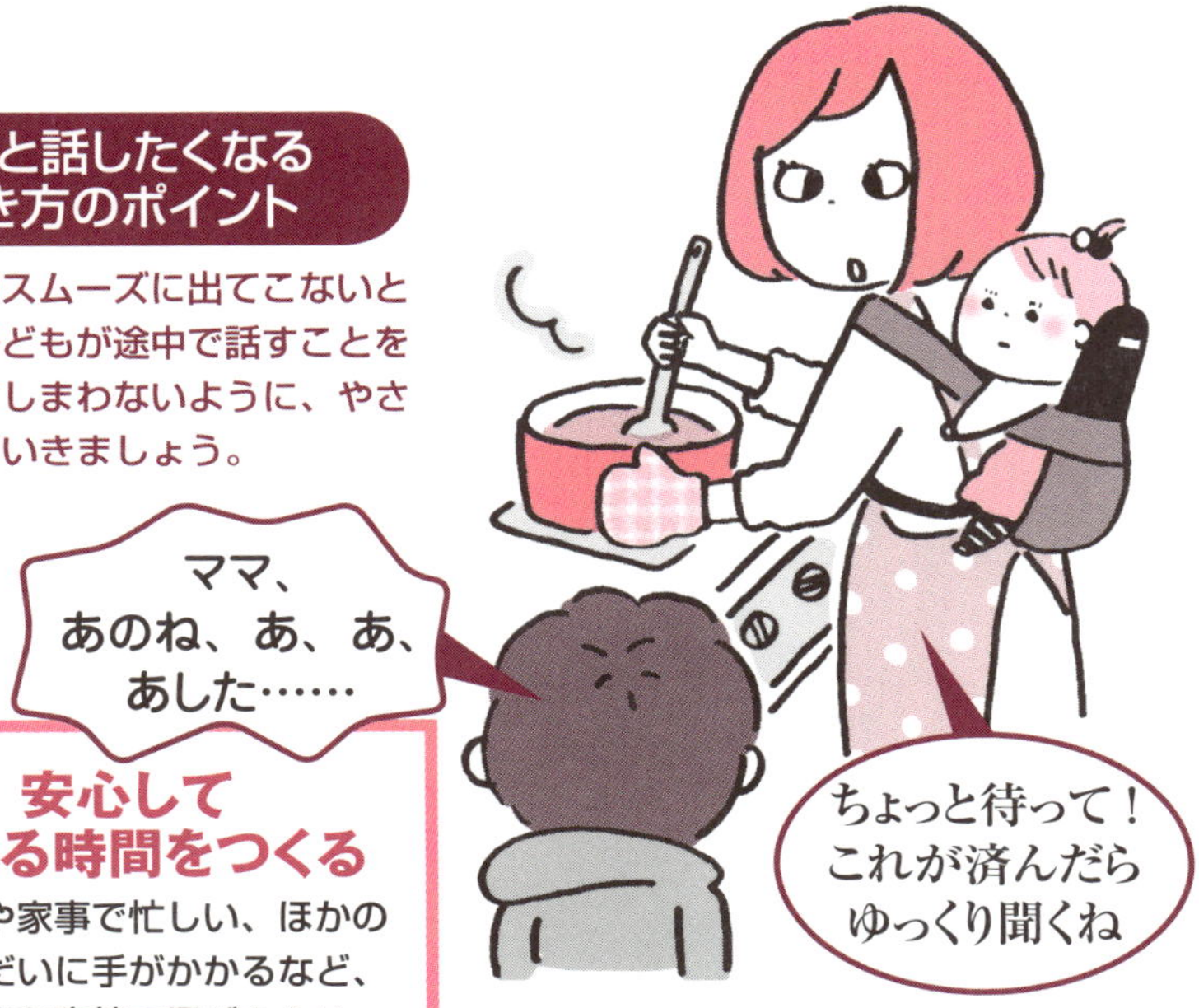

ママ、あのね、あ、あ、あした……
ちょっと待って！これが済んだらゆっくり聞くね

安心して話せる時間をつくる

仕事や家事で忙しい、ほかのきょうだいに手がかかるなど、さまざまな事情で子どもとゆっくり話をする時間がとりにくいことはあるでしょう。

子どもが話しかけてきたときに手が離せなければ、あとでもよいので時間をとってあげてください。しっかり自分の話を聞いてもらえるという安心感が、話したい意欲を高めます。

答えやすい問いかけを心がける

問いかけはできるだけ具体的に。「今日、どうだった？」などという漠然とした質問だと、子どもはどう答えればよいかわからず、困惑します。今日の出来事をすべて話そうとして話が長くなり、結果的にことばにつまりやすくなることがあります。

ひとつ質問したら子どもが話し終わるのを待ち、答えたらまた親が話すといったように、対話を心がけることで、子どもはプレッシャーを感じにくくなります。

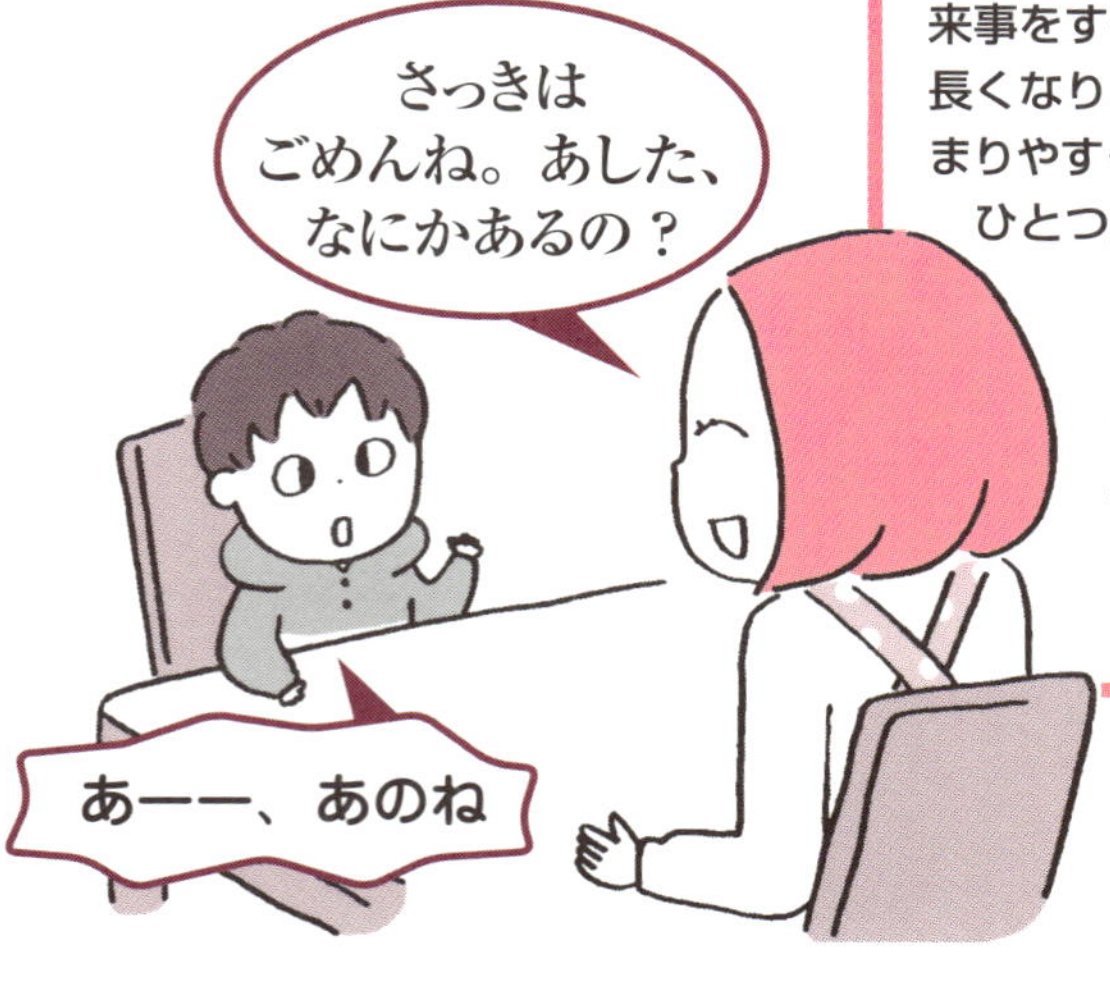

さっきはごめんね。あした、なにかあるの？
あーー、あのね

急に増えたときこそしっかり時間をとる

いったんは落ち着いていた吃音が急に増え始めたときには、なにかしらいつもとは違うこと、とくにいやな思いをしていることがあります。

そんなときこそ話し方にとらわれず、話の内容に注目しながら、じっくり話を聞く時間をとってください。楽しかったこと、おもしろかったことも含め、家庭の外での様子をたくさん話しているうちに、子どもが困っていることがわかってくることもあります。

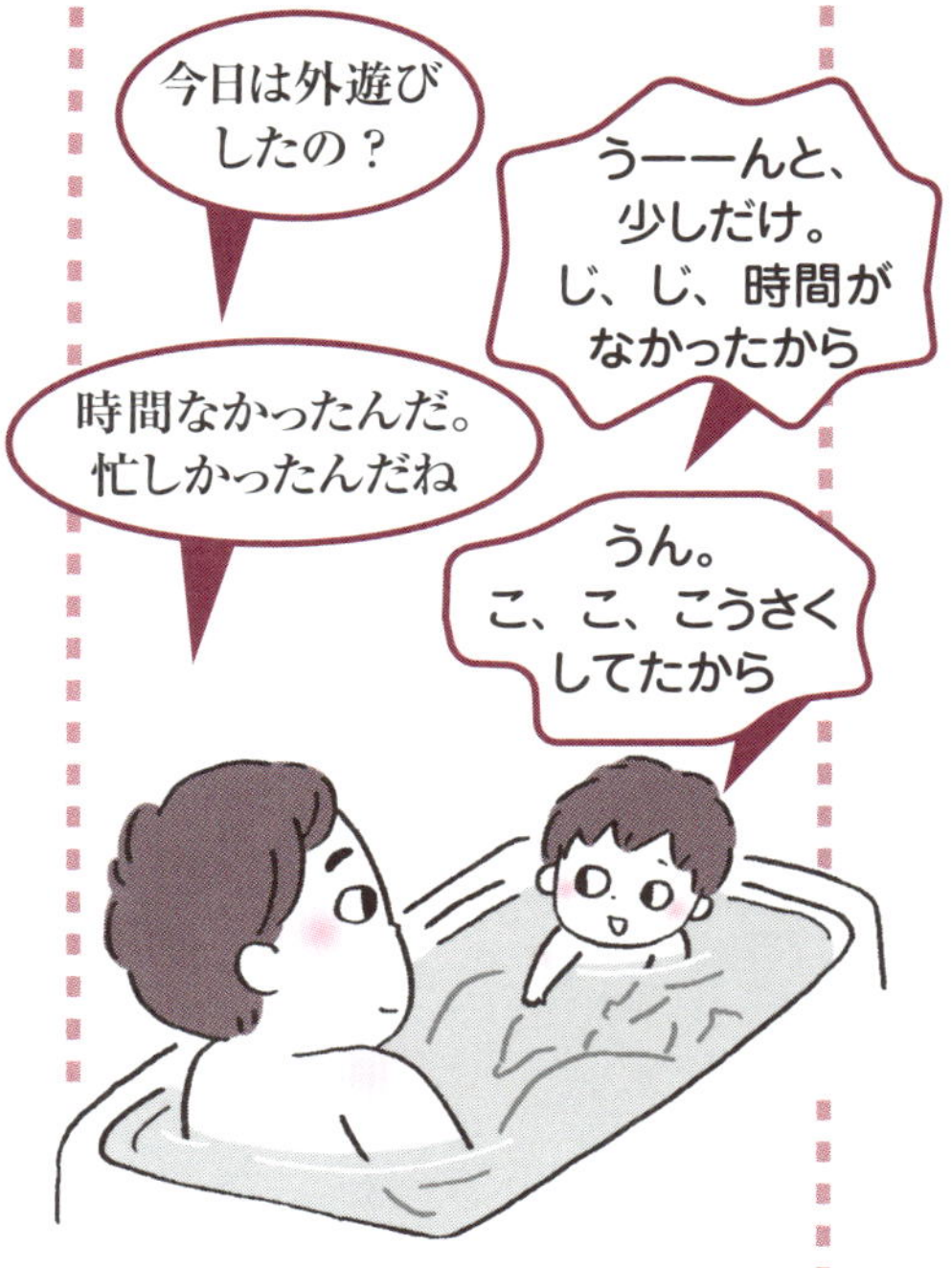
今日は外遊びしたの？
うーーんと、少しだけ。じ、じ、時間がなかったから
時間なかったんだ。忙しかったんだね
うん。こ、こ、こうさくしてたから

おうむ返しで「わかったよ」サイン

ことばがなかなか出てこないとき、子どもは「伝わったかな？」と心配になってきます。相槌だけでなく、子どもが言えたことばをそのまま返したり、要約したりすると、「ここまではわかったよ」というサインになります。子どもは安心して先へ先へと話を進められます。

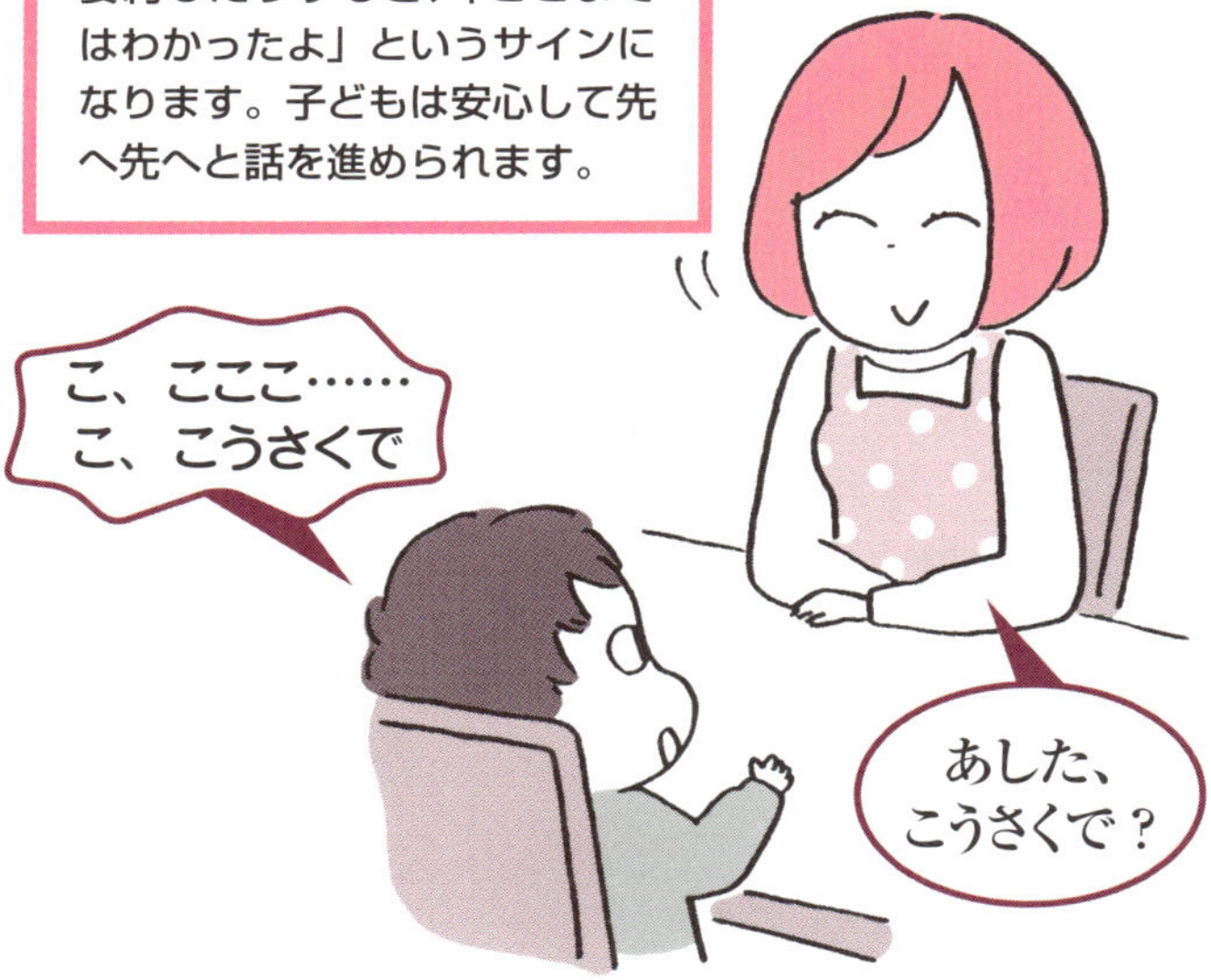
こ、ここここ……こ、こうさくで
あした、こうさくで？

「ゆっくり」は聞き手が意識すべきこと

「ゆっくりは禁句」と思っていても、早口のあまりつかえている様子をみると、ついつい「ゆっくり」と言いたくなってしまうこともあるかもしれません。しかし、子どもに強いるより、聞く側が「ゆっくり」を心がけてみましょう。

「時間がかかっても待っている」「矢継ぎ早に質問しない」「親のほうがゆっくり話す」などといったことを心がけていれば、子どもも落ち着いて、自分のペースで話すことができます。

自己肯定感を育てる

ほめる機会を増やして自信を育てよう

ほめられれば自信につながります。自分を肯定的にとらえることができるようになります。話し方にかかわらず、話したいという気持ちを素直に表現できるようになっていきます。

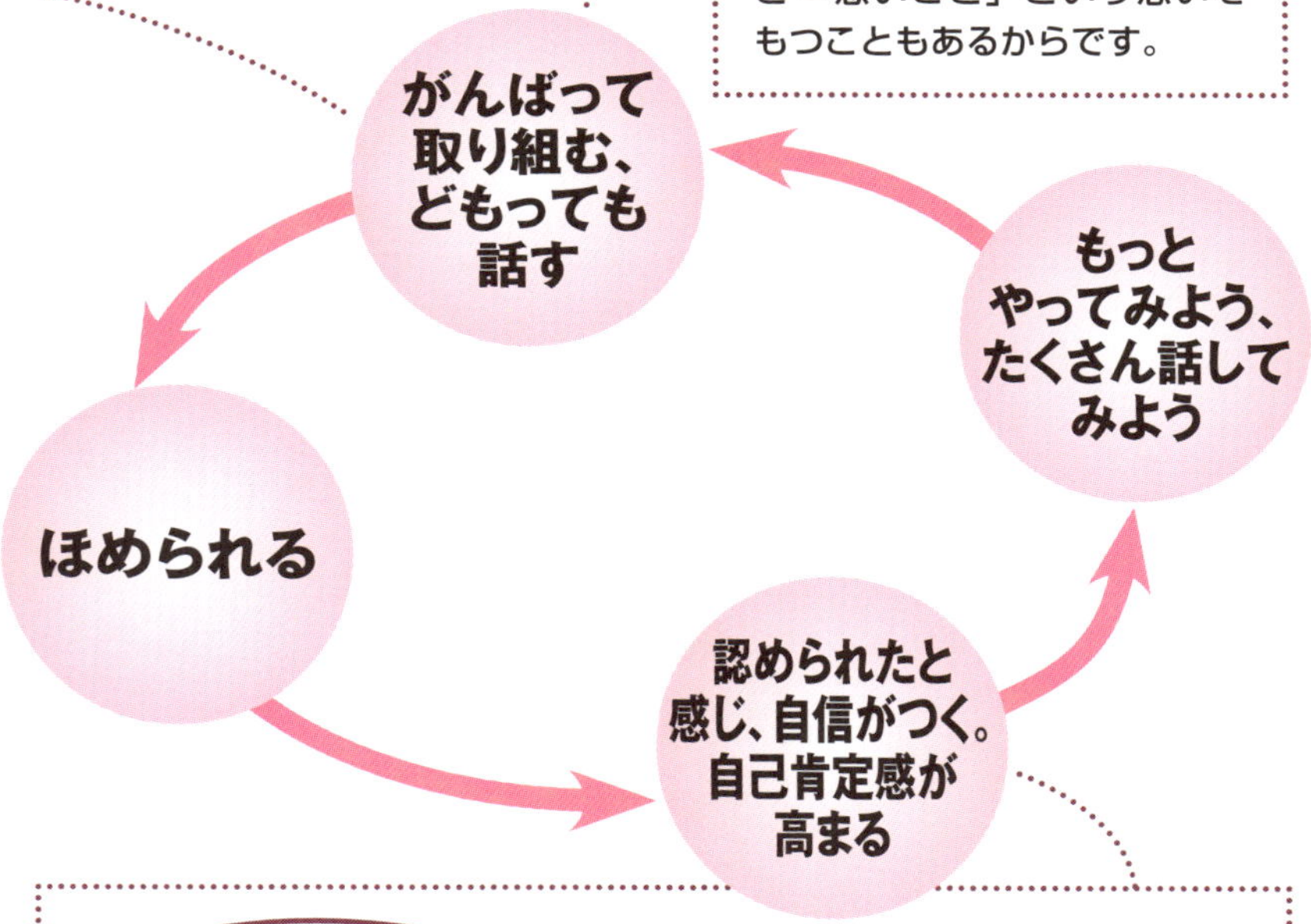
がんばって取り組む、どもっても話す
ほめられる
認められたと感じ、自信がつく。自己肯定感が高まる
もっとやってみよう、たくさん話してみよう

ほめられれば自信が生まれる

ほめられれば、だれでも「自分を認めてもらった」「肯定された」と感じます。話す意欲を高めることにもつながります。

話し方そのものをほめてもいい?

話し方をほめるのは危険な面もあります。流暢に話せたことだけをほめられていると、「なめらか＝よいこと」「どもること＝悪いこと」という思いをもつこともあるからです。

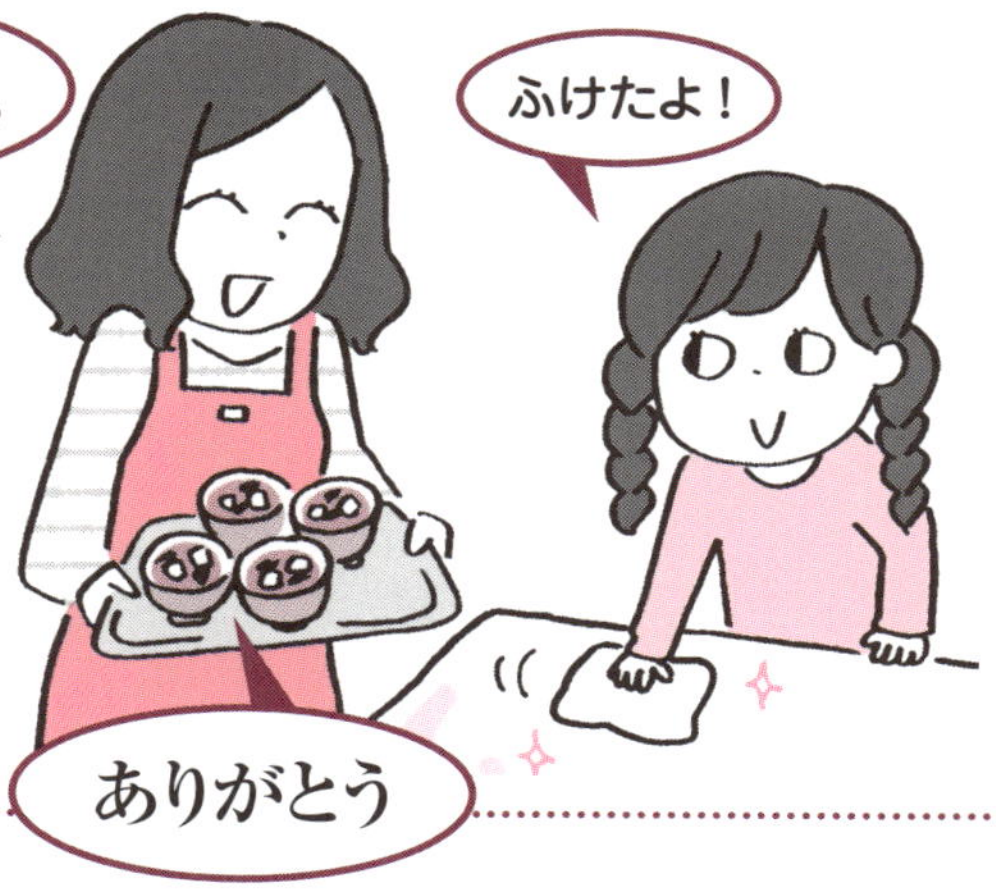
テーブルの上、きれいにしてくれる？
ふけたよ！
ありがとう

「ありがとう」は魔法のことば

歯の浮くような「ほめことば」は必要ありません。「ありがとう」と言われれば、十分、ほめられていると実感できます。

伝わりやすい指示で叱る機会を減らす

ほめたいけれど、叱りたいことばかりする。でも、叱ったら吃音がひどくなるのではと悩んでいませんか？

話し方をとがめるのは禁忌ですが、叱るべきことであれば、きちんと叱ってかまいません。ただし、生活態度の多くは、伝わりやすい指示を心がけることで叱らずに済むものです。

どんなときに？

●ゲームの時間を守らない
●宿題をしない
●おもちゃや学習用品、服などを片づけない
など

叱る前になにをしている？

●その都度、口で注意しているだけ

伝える工夫、守れる工夫をしよう

●子どもは聴覚的な情報よりも、視覚的な情報のほうが受け入れやすい場合がある。「ゲームの時間は1時間」「5時～6時は宿題をする」と書いておくなど、わかりやすい配慮が必要
●片づけさせるには、ものを減らし、しまう場所を明確にするなどのお膳立ても必要

「ほめどころ」をみつける、つくりだす

●話の内容のおもしろさ

話し方そのものではなく、子どもが話した内容に、ほめるべき点をみつけましょう。「その話、おもしろいね」「よくがんばったね」「それで、どうなった？」などという反応があることで、「話してよかった」「ほめられた」という実感が生まれます。

●子どもが得意なこと

話すことは苦手でも、勉強は得意、運動が好き、とてもやさしいなど、なにかしらの美点があるはず。子どものよい点をしっかり認め、折にふれてことばでちゃんと伝えましょう。

●手伝いをさせる

ちょっとしたお手伝いをたくさんしてもらうとよいでしょう。ごくごく自然に「ありがとう」と言える機会を増やせます。

自信がつけば話す意欲もさらに増す

吃音があることでいやな思いをしていると、自分を肯定的にとらえることができなくなりがちです。「話し方なんて関係ないよ」と言われても、自分に自信がなければ、なかなか納得できません。「あなたには、すばらしいところがたくさんある」と伝え、自信をつけさせていくことも大切です。自信が話す意欲を育てることへとつながっていきます。

理解を広げる

親から身近な大人、友だちに説明する

聞き手は親だけではありません。親だけでなく、子どもを取り巻くすべての聞き手が「どもってもいい」という思いを共有できるようになることが理想です。

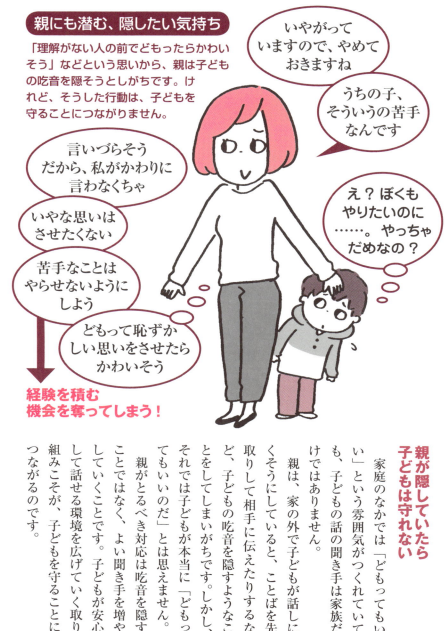

親にも潜む、隠したい気持ち

「理解がない人の前でどもったらかわいそう」などという思いから、親は子どもの吃音を隠そうとしがちです。けれど、そうした行動は、子どもを守ることにつながりません。

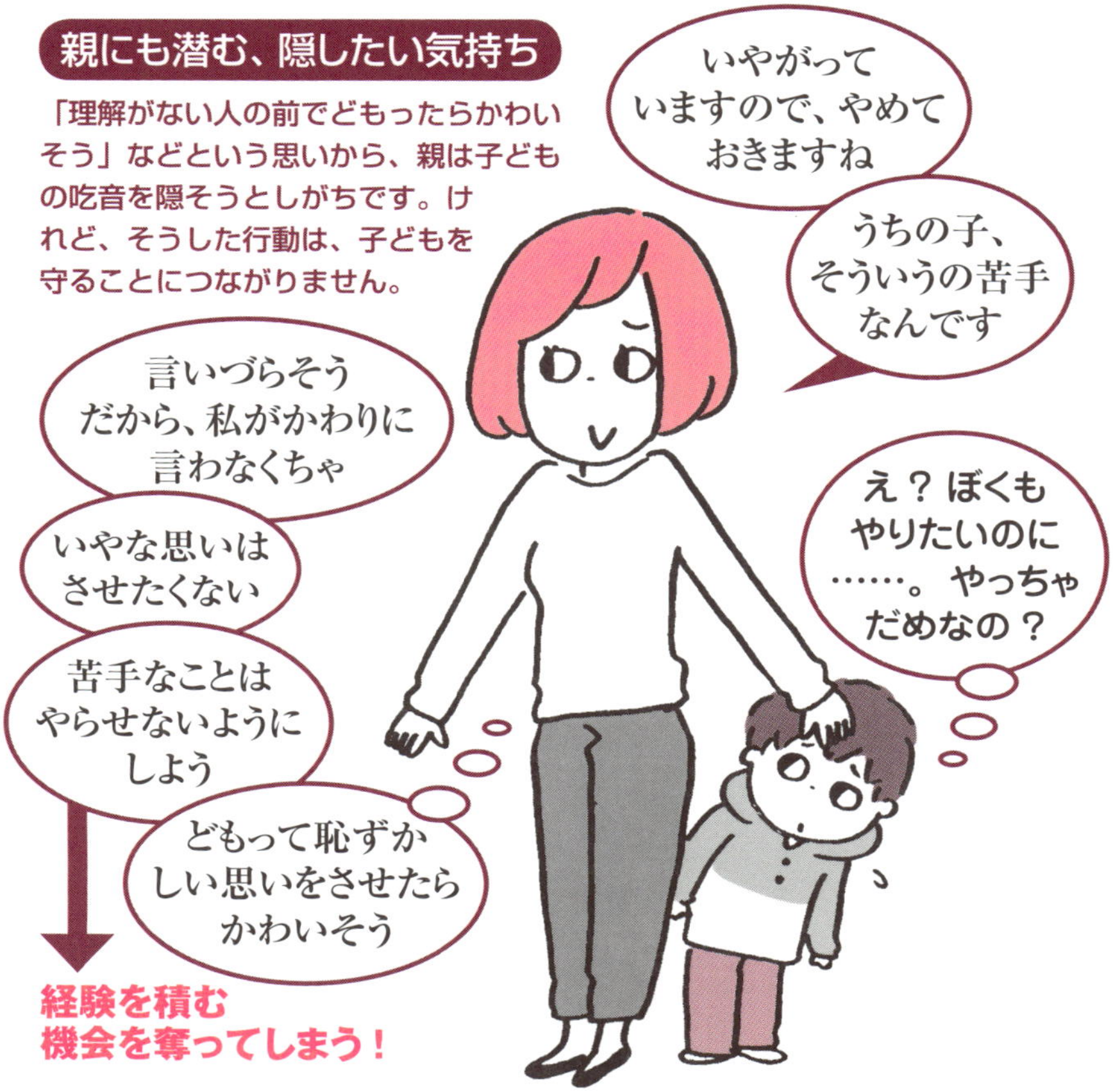

いやがっていますので、やめておきますね
うちの子、そういうの苦手なんです
え？ぼくもやりたいのに……。やっちゃだめなの？
言いづらそうだから、私がかわりに言わなくちゃ
いやな思いはさせたくない
苦手なことはやらせないようにしよう
どもって恥ずかしい思いをさせたらかわいそう
経験を積む機会を奪ってしまう！

親が隠していたら子どもは守れない

家庭のなかでは「どもってもいい」という雰囲気がつくれていても、子どもの話の聞き手は家族だけではありません。

親は、家の外で子どもが話しにくそうにしていると、ことばを先取りして相手に伝えたりするなど、子どもの吃音を隠すようなことをしてしまいがちです。しかし、それでは子どもが本当に「どもってもいいのだ」とは思えません。

親がとるべき対応は吃音を隠すことではなく、よい聞き手を増やしていくことです。子どもが安心して話せる環境を広げていく取り組みこそが、子どもを守ることにつながるのです。

「よい聞き手」の増やし方

吃音には誤解がつきものです。親が率先して、理解を広げていくことが必要です。

周囲の人に「うちの子は吃音があるので協力してください」と伝えるのは、勇気がいるかもしれません。しかし、無理難題を押しつけるわけではなく、正しい知識を知らせるだけ。引け目を感じる必要はありません。

親

不安・心配が大きいときは相談機関を利用するなどして、まずは自分自身が正しい理解を深める

きょうだい

話し方の違いを気にするようなら「そういう人もいる。わざとじゃないから」などと説明しておく

子ども本人

吃音の話題をタブー視せず、きちんと説明しておく

担任の先生

必ず親から相談を。どんな手助けが必要かは、子ども本人とも相談する

祖父母

（善意の第三者）

よかれと思って、いろいろ口をはさんでくることもある。見当違いのアドバイスに困るときは、祖父母もいっしょに相談窓口へ

友だち

子ども自身から、あるいは周囲の大人を通じて、「どもるのはわざとじゃない。それをからかうのは悪いこと」と教えていく

友だちの保護者

親しい関係なら直接、クラス全体には保護者会などの機会を利用して、子どもの吃音について説明しておくとよい

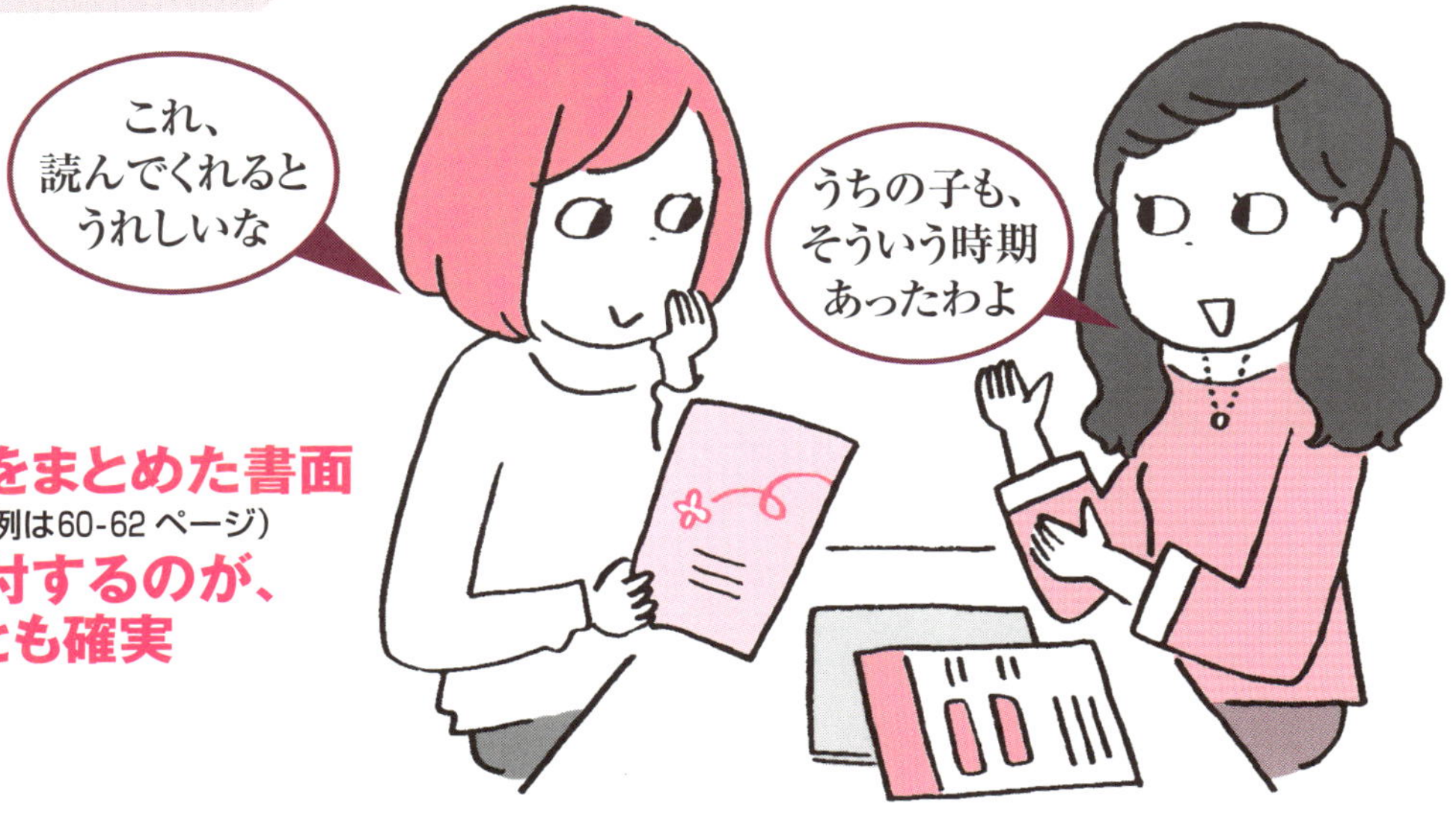
これ、
読んでくれるとうれしいな
うちの子も、そういう時期あったわよ

要点をまとめた書面
（→参考例は60-62ページ）
を配付するのが、もっとも確実

▼担任の先生への説明書例①〈幼稚園・保育園用〉

吃音（どもること）についてのお願い

（名前）＿＿＿＿＿＿＿＿には吃音(きつおん)があります。園での生活で、お願いしたいことがあります。

吃音／吃音症とは?

- ●ことばのくり返し、引き伸ばし、出にくさなどがあり、なめらかに話せないことをいいます。
- ●２～４歳の20人に1人（5%）の割合で発症しますが、３年以内に男児の６割、女児の８割は自然回復します。治療法はまだ確立されていませんが、吃音へのからかいなどがなければ、年齢を重ねるにつれ自然に軽くなります。
- ●急激な言語発達の過程で生じるもので、世界中、同じ割合で発症しています。家庭の育児方法や、園での接し方が発症の原因ではありません。

●吃音の現れ方

		本人の心理的負担
初めにみられる症状	お、お、お、 おかあさん（連発） お――――――― かあさん（伸発）	小 ↓
あとから出てくる症状	………お…おかあさん（難発） 顔や首に力が入る。 手や足でタイミングをとる（随伴症状）	↓ 大

先生にお願いしたいこと

①吃音のからかいをやめさせてください。まね、笑い、しつような問いかけは心を傷つけ、吃音を増やします。吃音のからかいがあったら、知らせるようにお話しください。

②話すのに時間がかかっても待っていてください。

③「ゆっくり」「落ち着いて」「深呼吸しよう」などという話し方のアドバイスはしないでください。効果がなく、逆にプレッシャーになります。

④2人で声を合わせて話せば、吃音は出ません。声が出ずに困っているようなら、いっしょに声を合わせてお話しいただくとありがたいです。

たとえばこんなふうに

先生「ことばをくり返したり、ことばが出てこなかったりするときに、まねしたり笑ったりしてはいけません。そういうことをしている人がいたら、先生に教えてください」

幼児「なんでまねしちゃいけないの？」

先生「わざとしているわけではないからです」

◎幼児が納得したら、ほめる。納得しなければ、「あなたは、ふつうにしているのに『へんだ』と言われたり、笑われたりしてうれしいですか？」などと話し、理解を促す

先生の一言には非常に効果があり、子どもは助かります。ご協力よろしくお願いいたします。

菊池良和監修『吃音のことがよくわかる本』（講談社）による

▼担任の先生への説明書例②〈学校用〉

吃音（どもること）についてのお願い

（名前）＿＿＿＿＿＿＿＿には吃音（きつおん）があります。学校での生活で、お願いしたいことがあります。

吃音／吃音症とは?

- ことばのくり返し、引き伸ばし、出にくさなどがあり、なめらかに話せないことをいいます。
- ２～４歳の20人に1人（5%）の割合で発症し、思春期・成人になっても100人に1人（1%）に存在しています。治療法はまだ確立されていませんが、吃音へのからかい、いじめなどがなければ、年齢を重ねるにつれ自然に軽くなります。

知っておいていただきたいこと

- 精神的な弱さが原因と誤解されがちですが、気合い、努力で治るものではありません。
- ある程度の年齢になると、つねにどもるわけではなく、ふだんの会話はスムーズでも、授業中に指名されたときにすぐに声が出なかったり、声が小さくなったりしがちです。それも吃音の特徴のひとつです。

苦手な場面

自己紹介／
本読み／発表／
号令／日直
など

得意な場面

話したいことを話せるとき／
２人以上で声を合わせるとき／
歌をうたうとき
など

先生にお願いしたいこと

①話し方をまねされたり、笑われたり、「なんでそんな話し方なのか」と聞かれると、非常に困惑します。からかいはやめさせてください。

②話すのに時間がかかっても待っていてください。答えがわからない、発言したくないわけではありません。努力しても声が出ない状態だとご理解ください。

③「ゆっくり」「落ち着いて」「深呼吸しよう」などという話し方のアドバイスはしないでください。効果がなく、逆にプレッシャーになります。

④苦手な場面については、本人の希望にそってご対応ください。

たとえばこんなふうに

先生「ことばをくり返したり、ことばが出てこなかったりするときに、まねしたり笑ったりしてはいけません。そういうことをしている人がいたら、先生に教えてください」
児童「なんでまねしてはいけないのですか？」
先生「わざとしているわけではないからです」

先生の一言には非常に効果があり、子どもは助かります。ご協力よろしくお願いいたします。

菊池良和監修『吃音のことがよくわかる本』（講談社）による

▼身近な人、友だちへの説明書例

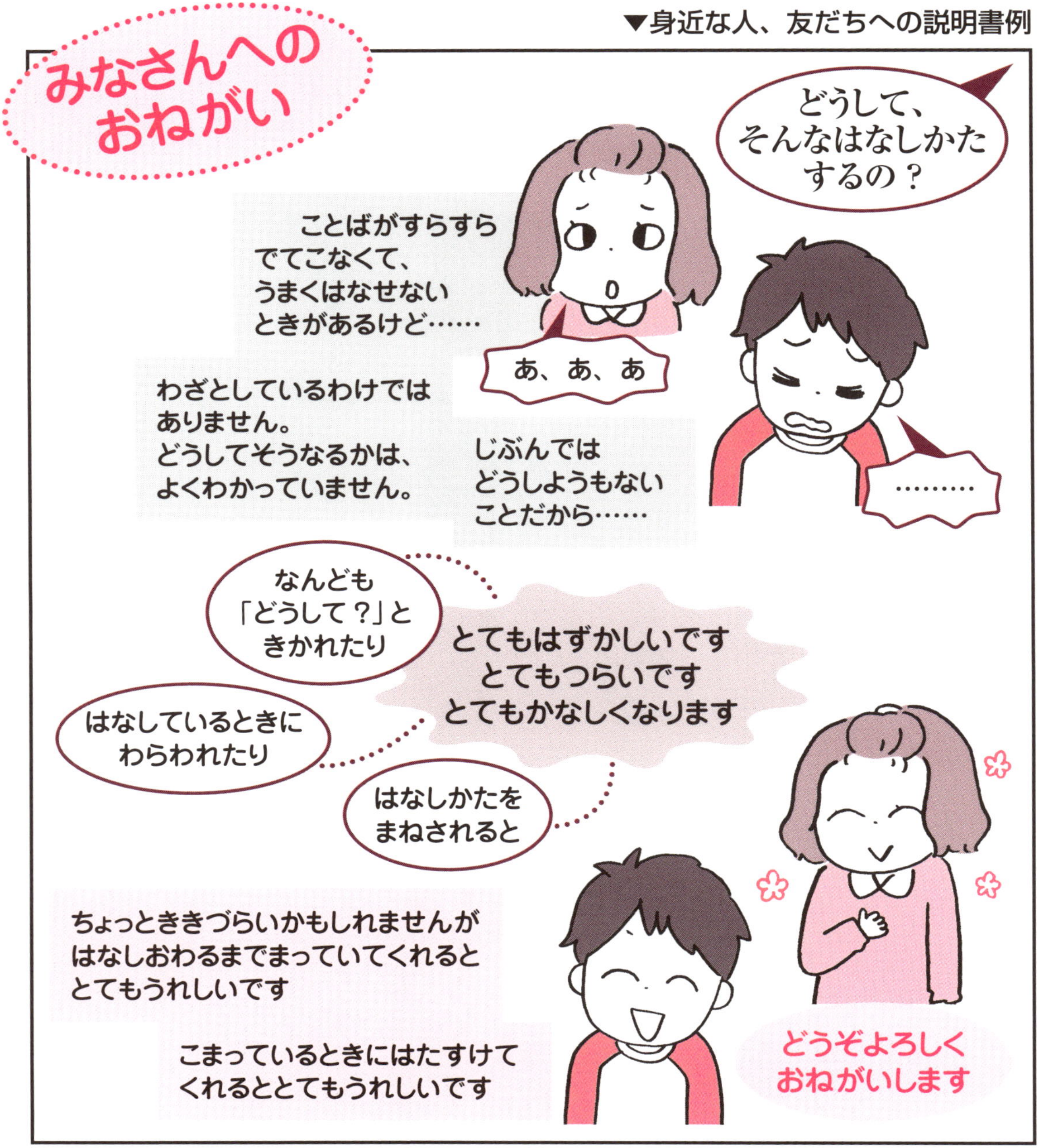
みなさんへの
おねがい
どうして、
そんなはなしかた
するの？
ことばがすらすら
でてこなくて、
うまくはなせない
ときがあるけど……
あ、あ、あ
わざとしているわけでは
ありません。
どうしてそうなるかは、
よくわかっていません。
じぶんでは
どうしようもない
ことだから……
………
なんども
「どうして？」と
きかれたり
はなしているときに
わらわれたり
はなしかたを
まねされると
とてもはずかしいです
とてもつらいです
とてもかなしくなります
ちょっとききづらいかもしれませんが
はなしおわるまでまっていてくれると
とてもうれしいです
こまっているときにはたすけて
くれるととてもうれしいです
どうぞよろしく
おねがいします

菊池良和監修『吃音のことがよくわかる本』（講談社）による

4

リスクを踏まえて子どもを守る

家庭のなかでは十分、理解ある人間関係が築けていても、
家庭の外では、はじめから吃音のことを理解をしている人は少ないもの。
子どもがいやな思いを経験するおそれもあります。
対応しだいでは、人生に大きな影を落としてしまうこともあります。
吃音があることで起こりうる危機＝リスクを知り、
それに備えておくことが大切です。

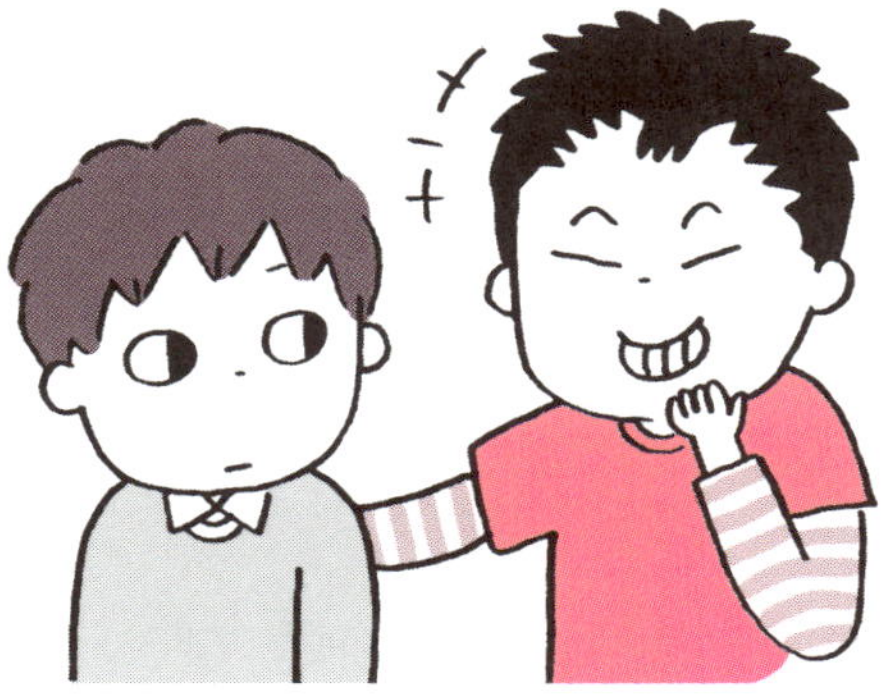

ストーリー ④

この頃、また吃音が増えている。学校でなにかあった？

1 息子は小学生になりました。保育園での経験から、小学校入学前の就学時健診時にきちんと事情を話し、対応していただいたこともあって、１年生のときは大きなトラブルもなく過ごすことができました。

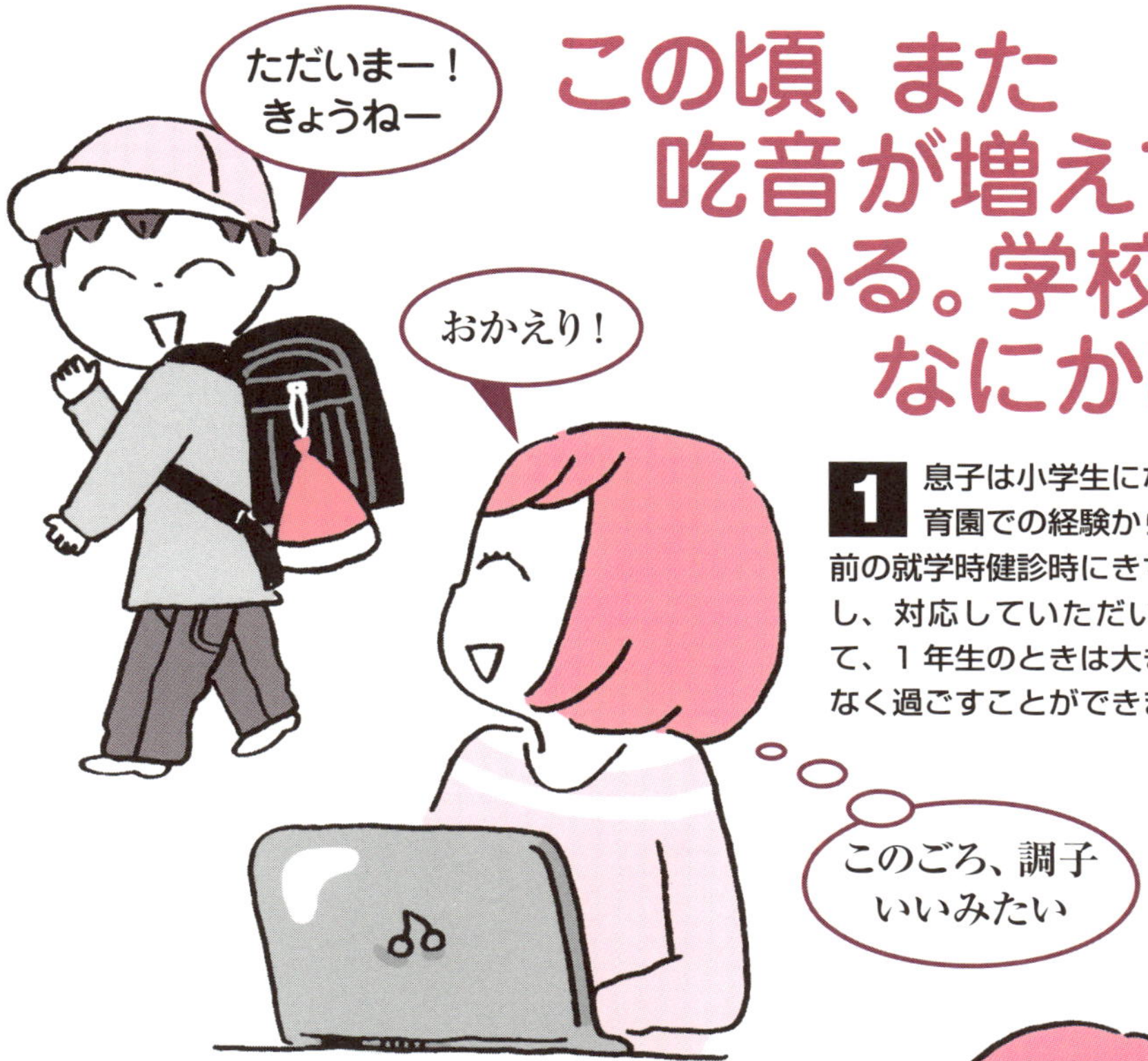

2 ところが、です。学年が替わり、新しいクラスになってからというもの、急に吃音が増え始めました。息子の話し方に慣れていないお子さんがいたり、１人で音読をする機会が増えたりと、息子は居心地の悪さを感じているようです。

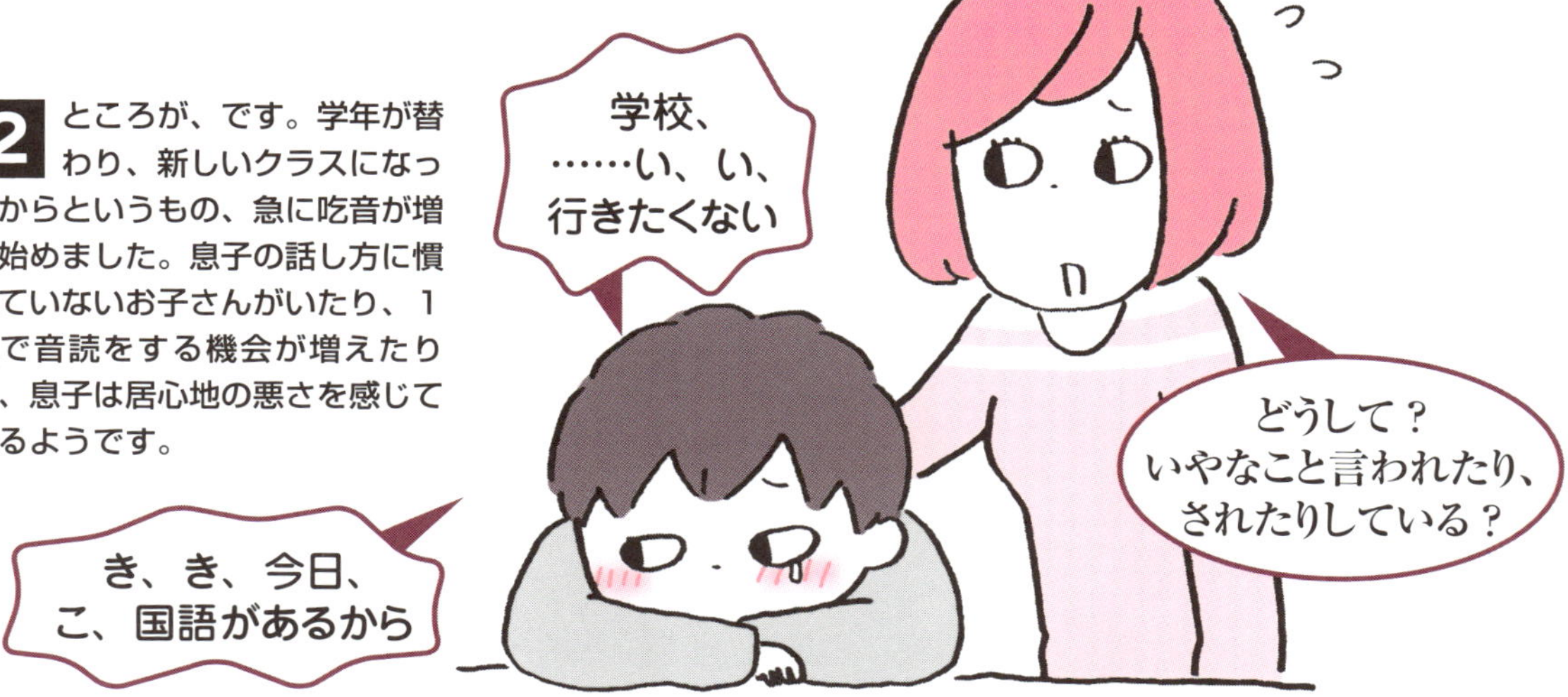

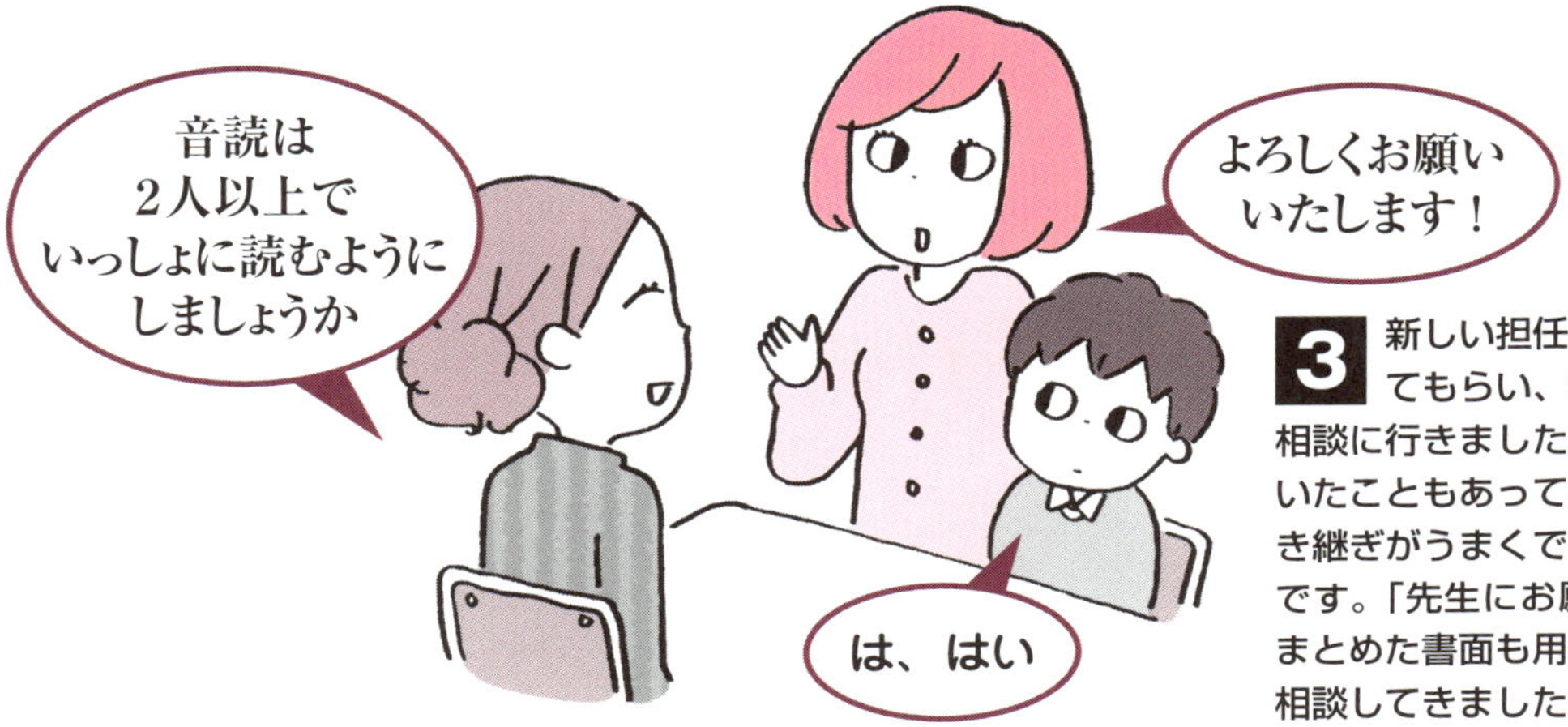

3 新しい担任の先生に時間をとってもらい、私は子どもを連れて相談に行きました。吃音が減ってきていたこともあって、前の先生からの引き継ぎがうまくできていなかったようです。「先生にお願いしたいこと」をまとめた書面も用意し、今後の対応を相談してきました。

4 先生と相談したあと、息子は少しずつ落ち着いてきました。音読は２人読みやグループ読みを取り入れてくれているようです。

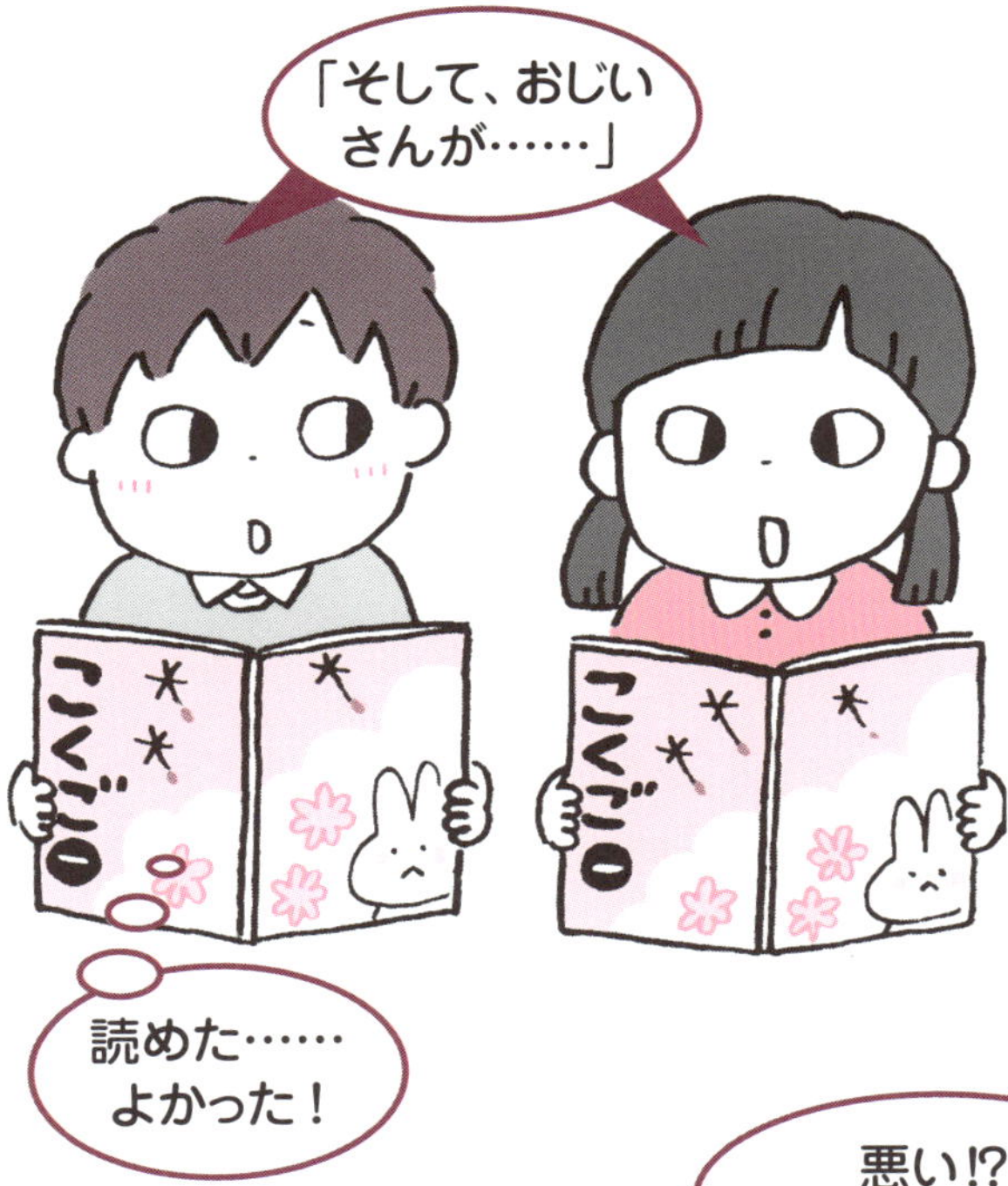

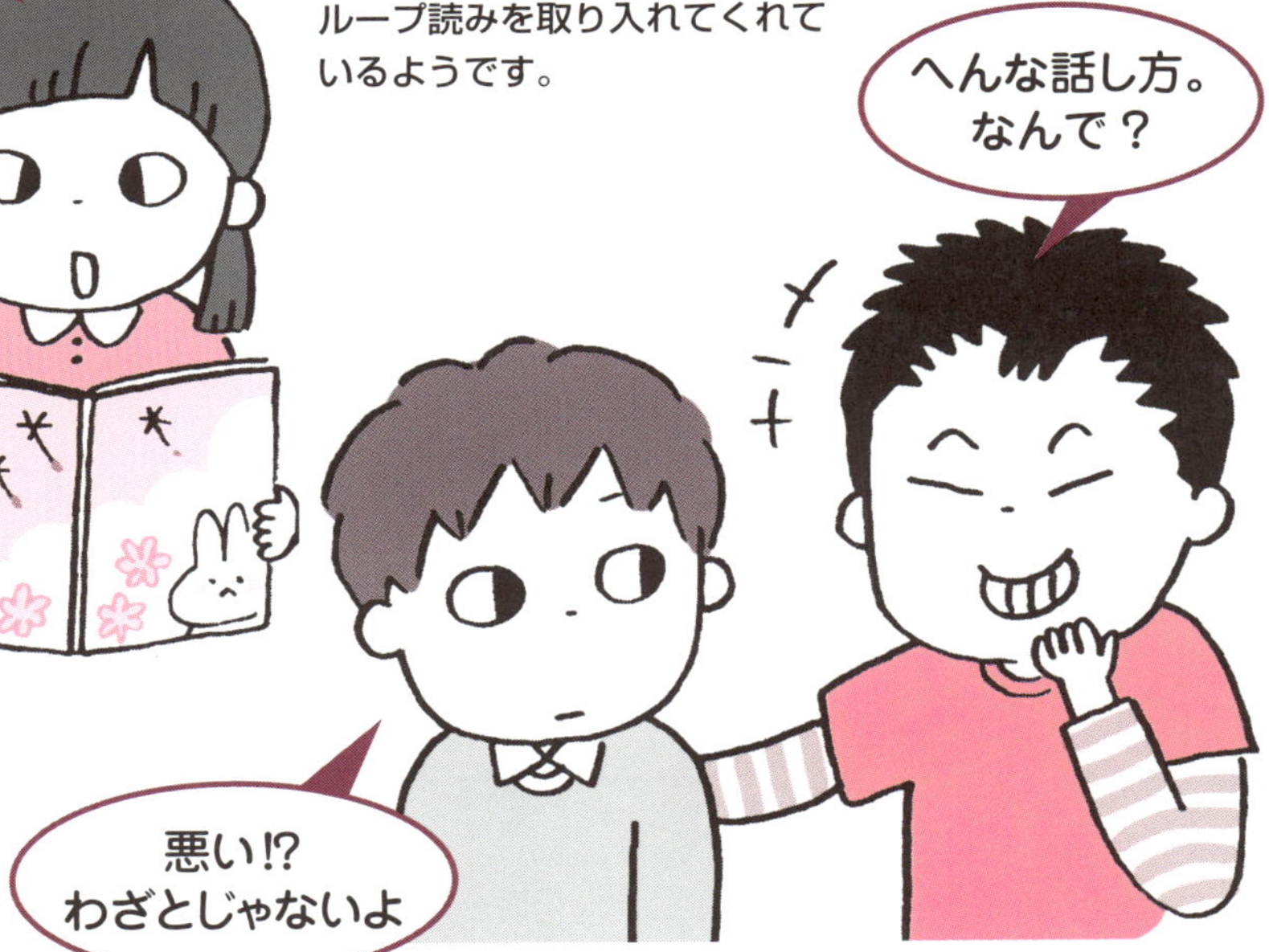

5 大人の目の届かないところでのからかいや、「吃音ゼロ」はむずかしそうですが、上手につきあっていけるといいなあと思っています。

**子どもがいやな
経験を重ねないように、学校の
先生と協力していこう！**

吃音のリスク

からかい、いじめの標的になることがある

「吃音のせいで、いじめられるのでは……」という心配は、決して的外れではありません。吃音がかかえるリスクとして、からかい、いじめの起きやすさがあります。

「なんで?」と聞かれるのも苦痛

ほかの子にとっては、つかえずに話すのが当たり前。吃音のある子を前に、「なぜ、この子はこういう話し方なのか」と疑問に思うことは当然あるでしょう。

あえて尋ねることなく「こういうもの」と受け止めてくれる子もいる一方で、本人に「なんで?」と聞いてくる子もいます。本人にとっては「話し方が変だ」と指摘されるのと同じですから、うれしいものではありません。笑われたり、まねをされたりすれば、もっと傷つきます。

けれど、自分の思いをきちんと伝えるのはむずかしいもの。周囲の大人の説明、制止が必要です。

半数以上の子がからかい、いじめを経験している

海外の調査ですが、吃音のある子の半数以上は、からかい、いじめを受けた経験があると報告されています。

▼吃音のある7～15歳の子の場合

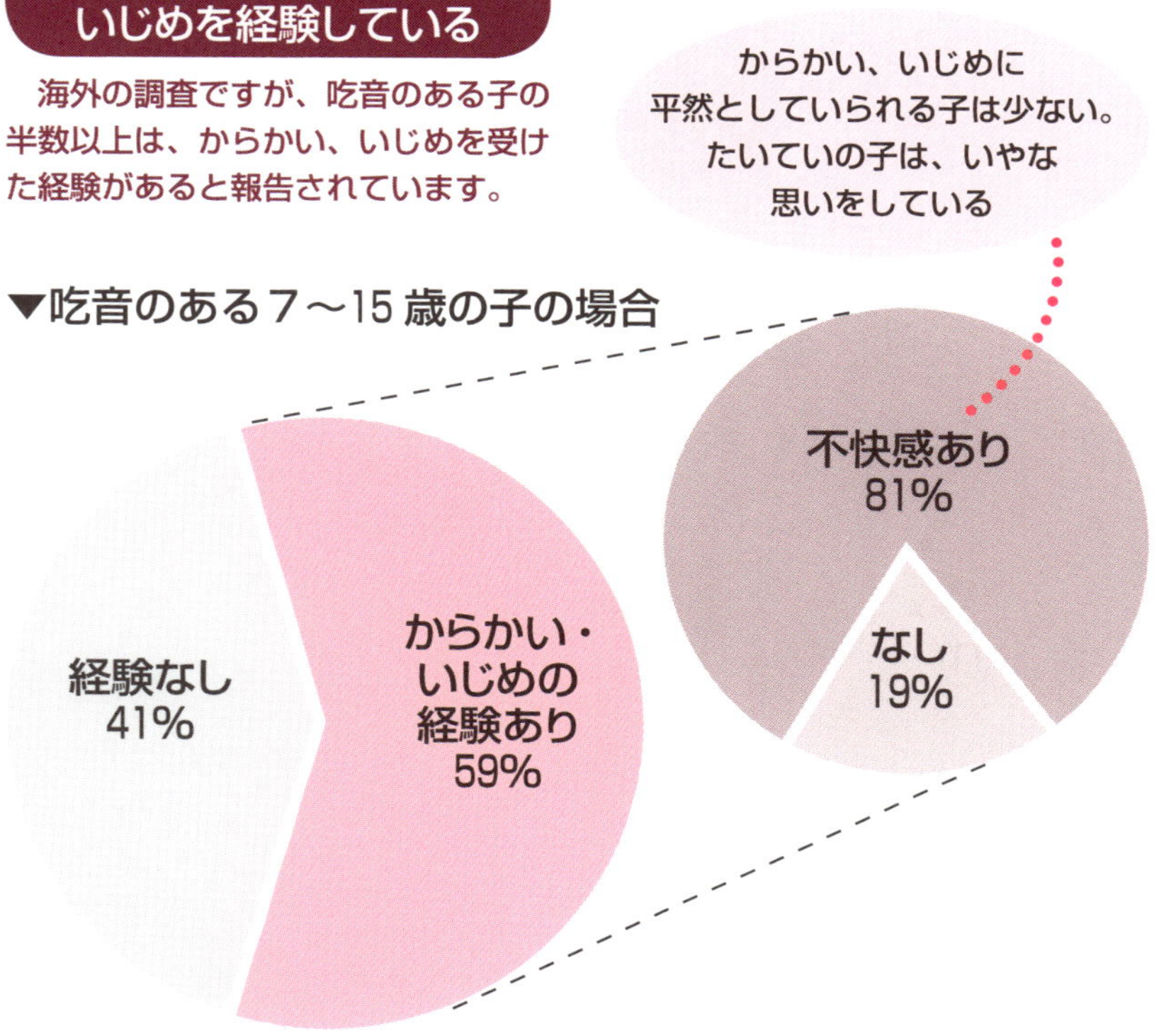
からかい、いじめに平然としていられる子は少ない。たいていの子は、いやな思いをしている
経験なし 41%
からかい・いじめの経験あり 59%
不快感あり 81%
なし 19%

(N=27) (Langevin et al., 1998)

からかいからいじめへ

吃音へのからかいを放置しておくと、さらに深刻ないじめへと発展していくおそれもあります。早めに適切な対応をとるようにしてください。

吃音へのからかいは3パターン

吃音のある子どもに、周囲の子どもが右のような言動をとるようなことがあったら、すぐに手を打つことが必要です。

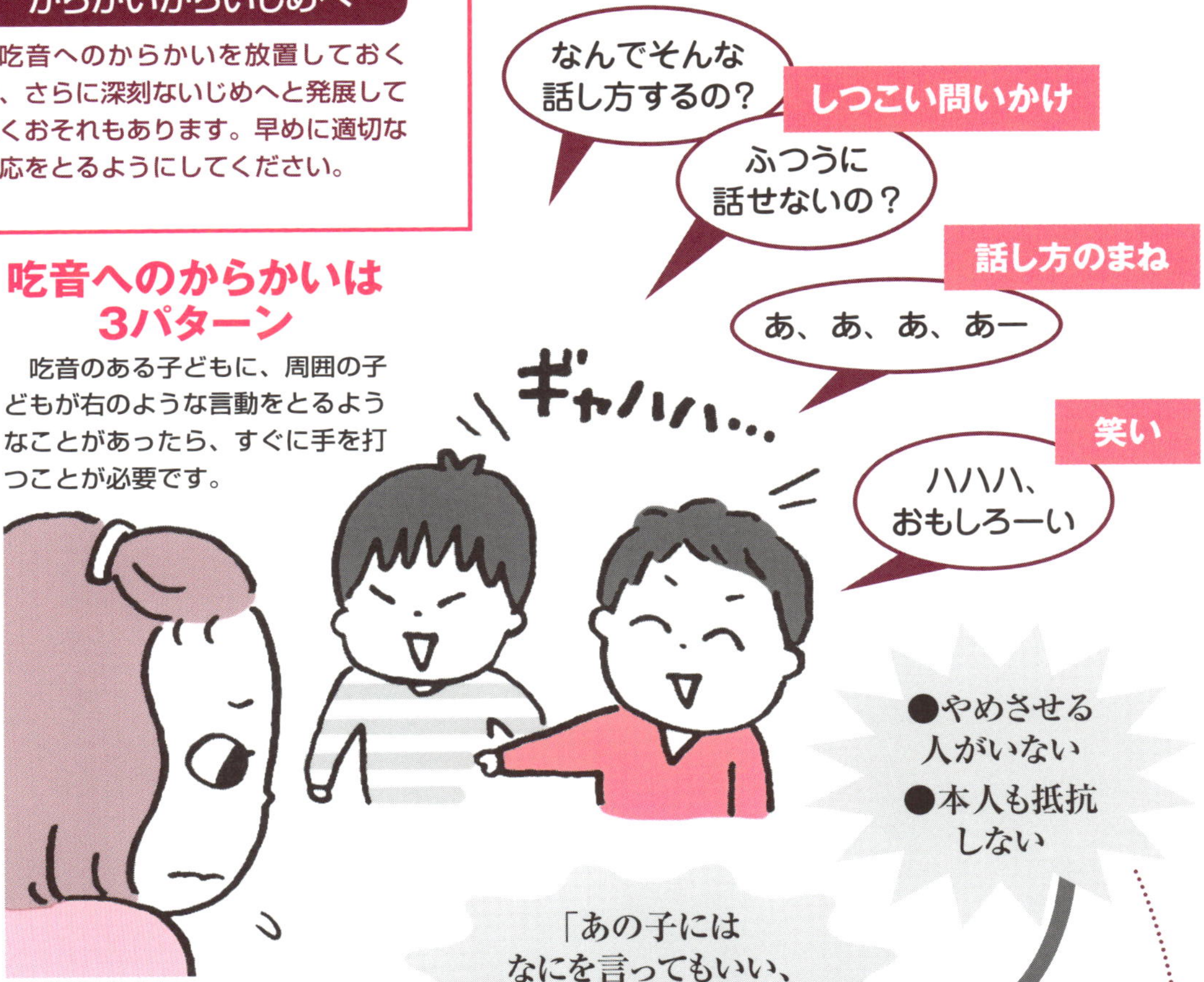
なんでそんな話し方するの？
しつこい問いかけ
ふつうに話せないの？
話し方のまね
あ、あ、あ、あー
ギャハハ…
笑い
ハハハ、おもしろーい

●やめさせる人がいない
●本人も抵抗しない

↓

「あの子にはなにを言ってもいい、してもいい」という雰囲気が生まれる

↓

話し方のことだけでなく、それ以外にもいやなことを言われたり、されたりする
＝いじめ

必要なこと

周囲の大人がやめさせる／自分自身ではっきり「やめて」と伝える（→70ページ）

吃音のリスク

逃げること、隠すことで生き方にも影響する

おどかすわけではありませんが、吃音のある大人のおよそ四割が、社交不安障害に陥ると報告されています。吃音がかかえる最大のリスクとして、知っておくべき問題です。

早い段階からの適切な対応で未然に防ごう

吃音があることでいやな思いを重ねていると、「人前で話すことが怖くてたまらない」「会話をしなければならない状況が不安でたまらない」という状態に陥ることがあります。

恐怖心や不安感が強い場合、初対面の人と会うことはもちろん、会合への参加、対面式の店での買いもの、外食といった日常的な行為でさえ、満足にできなくなっていくおそれがあります。

最大のリスクは社交不安障害へ進むこと

からかい、いじめなどを放置しておくことの結果として、「人と話すのが怖くてたまらない」という思いをもつようになることがあります。人前に出ることを避け続ける、社交不安障害へとつながっていくおそれもあります。

うまく話せないことで、いやな思いをする

↓

隠す努力もうまくいくとはかぎらない

↓

うまくいかなかったときの落ち込みが激しい

↓

それならいっそ、人と話さずにいよう！

↓

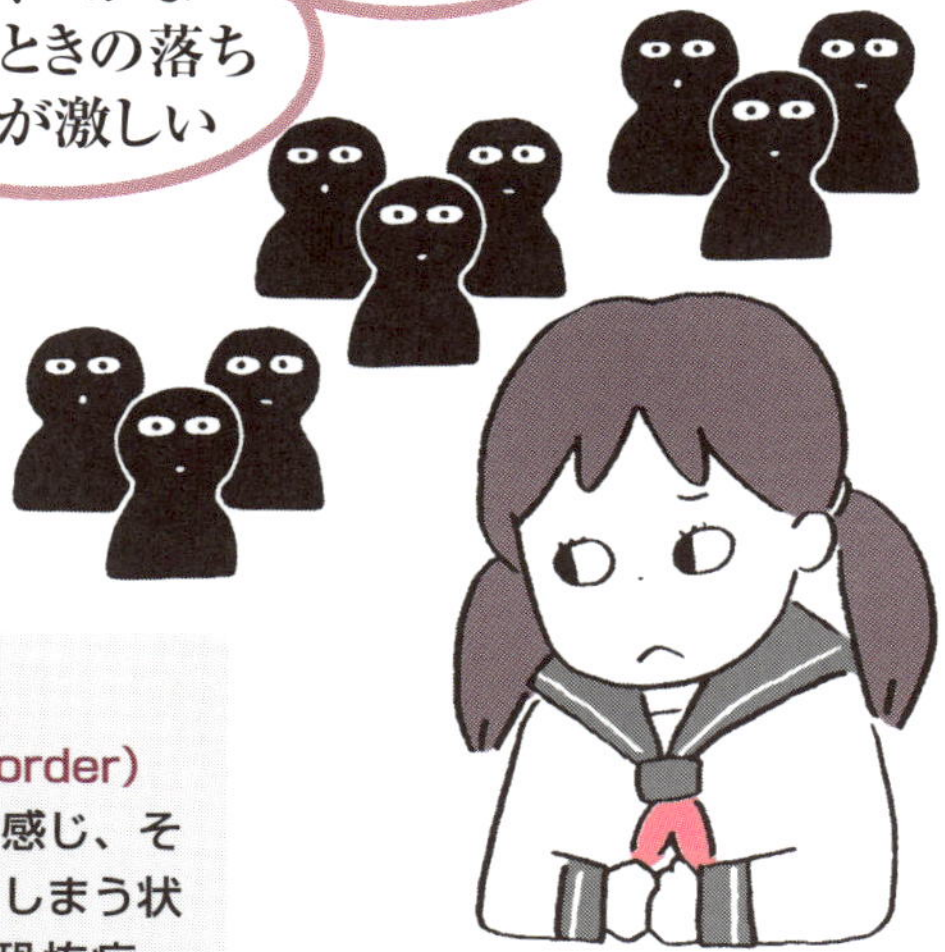

社交不安障害へ
(SAD:Social Anxiety Disorder)

人前に出ることに強い不安を感じ、そうした場面をことごとく避けてしまう状態を指す疾患名。以前は対人恐怖症、2008年までは社会不安障害と呼ばれていた。人口の10%にみられるという非常に多い疾患だが、吃音のある大人はその4倍、約40%に発症するといわれる。

逃げ続けることで不安はますます高まる

吃音を隠すための工夫として、「人前に出ない」「人と話さない」などという回避をするようになると、話すことへの不安はますます高まっていきます。逃げる、避けることを行動の基本とする社交不安障害の始まりです。

社交不安障害

- 特定の場面で、つねに強い不安感に襲われる
- 他人より、不安感や恥ずかしさが強く、顔が赤くなったりふるえたりしやすいという自覚がある
- 強い不安を覚えると、赤面、ふるえ、吐き気など、身体的な症状が出てくる
- 不安を感じる場面に立ち会わないようにする（回避）
- 回避し続けることで、日常生活に問題が生じている

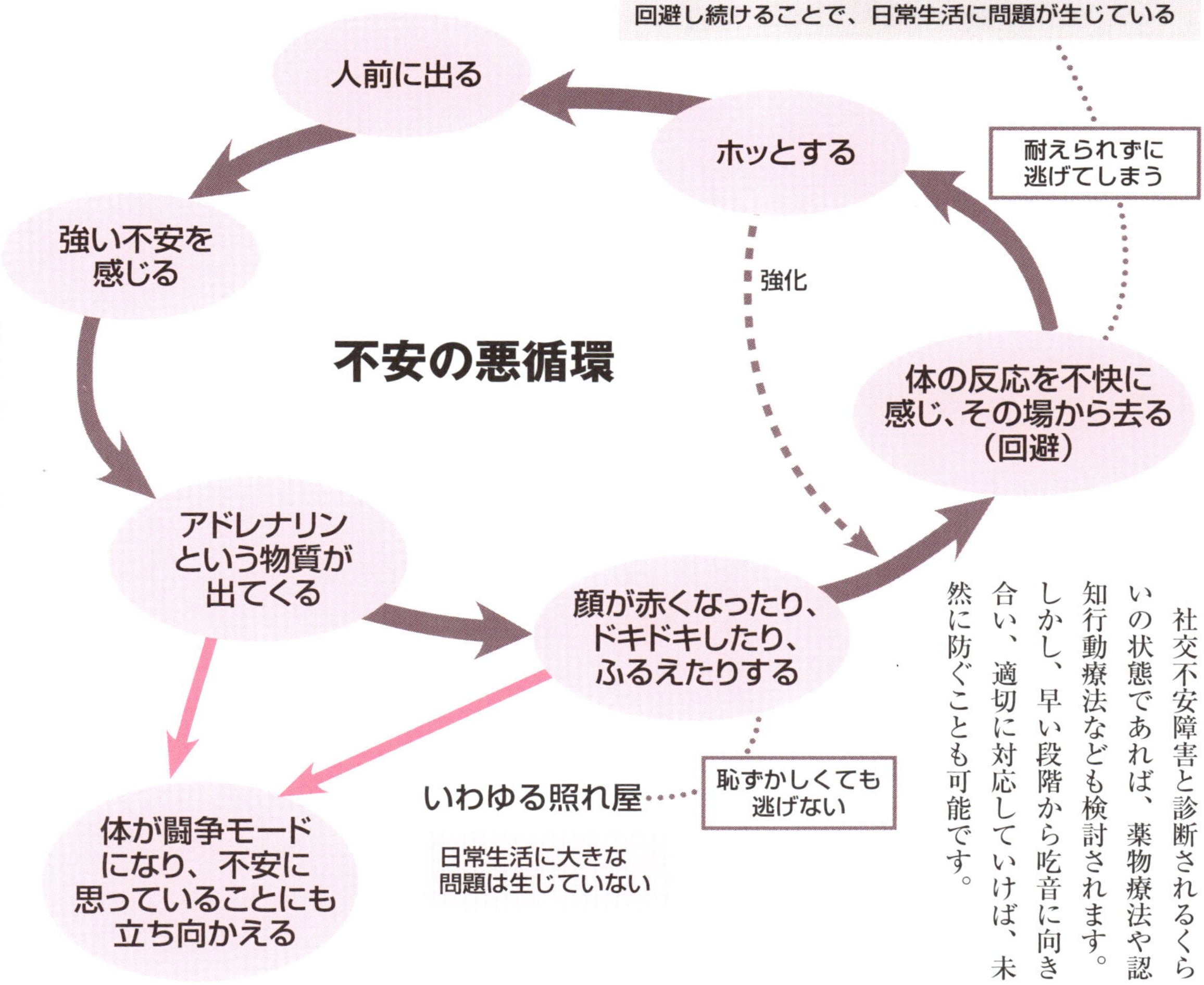

不安の悪循環
人前に出る
強い不安を感じる
アドレナリンという物質が出てくる
顔が赤くなったり、ドキドキしたり、ふるえたりする
体の反応を不快に感じ、その場から去る（回避）
ホッとする
強化
耐えられずに逃げてしまう
体が闘争モードになり、不安に思っていることにも立ち向かえる
恥ずかしくても逃げない
いわゆる照れ屋
日常生活に大きな問題は生じていない

社交不安障害と診断されるくらいの状態であれば、薬物療法や認知行動療法なども検討されます。しかし、早い段階から吃音に向き合い、適切に対応していけば、未然に防ぐことも可能です。

リスクに備える

いやなことを言われた・されたときの対策を

からかいやいじめに対しては、早い時期から適切な対策をとっていくことが必要です。からかいの芽を摘むことで、社交不安障害へと進んでいくおそれも減らせます。

大人からまわりの子どもへ

吃音は誤解を受けやすい面があります。自分ではままならない特性であることを、しっかり伝えていく必要があります。

「わざとじゃない」宣言

とくに悪意はなく、「どうして話し方がみんなと違うの？」と質問する子もいます。このとき、しっかり説明できれば、からかいは未然に防ぐことができます。

▼こんなふうに

- ●わざとではないよ。うまく話せないときもあるの
- ●ことばがなめらかに出てこないだけで、○○さんの頭のなかには言いたいことがたくさんあります。だから、みんなはしっかりお話を聞いてくださいね

「吃音へのからかい＝悪いこと」という意識の徹底

笑ったり、まねをしたりするような子には、大人の口から「からかってはダメ」とはっきり伝えます。もって生まれた特性へのからかいは、からかう側に非があり、恥ずべき行為だと、早い段階で教えることが大切です。

▼こんなふうに

- ●笑わない！　まねしない！
- ●話し方は、自分ではどうしようもないことです。からかうほうが悪いのです。

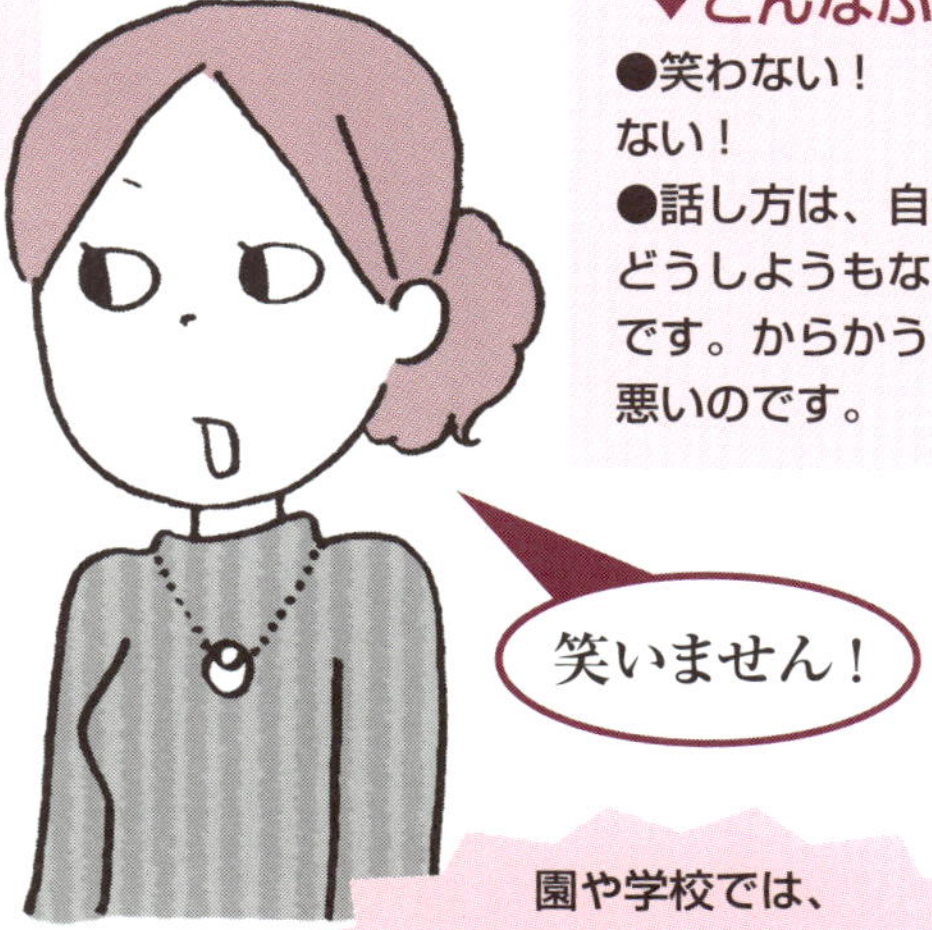

園や学校では、「話し方をからかうことは許さない」という先生の毅然《きぜん》とした態度が、子どもを守ることにつながる

からかいは無知から生まれる

吃音についての知識も情報もない子どもたちのなかでは、ことばのくり返しや、ことばを絞り出そうとしてする動作（随伴症状）へ

のからかいが起こりやすくなります。笑ったりまねをしたりする子は、そうした行為が「悪いこと」とは思っていないのでしょう。ほかの子との違いを単純に面白がっているのです。

　しかし、本人は「また、どもっちゃった！」と笑いとばせるわけもありません。

　からかいに加担していた子どもでも、きちんと話せば反省します。小さな芽を見逃すことなく、大人が「それはいけないことだ」と毅然とした態度で教えていくことが必要です。

本人からまわりの子どもたちへ

話し方へのからかいは、大人の目の届かないところで起きていることもあります。子ども自身にも対応をアドバイスしておく必要があります。

「なんで?」と聞かれたときの返答例を考えておく

話し方について聞かれたとき、自分の口から説明できるようにしておくことも大切です。

▼こんなふうに

子「きょう、○○ちゃんに『なんでそんな話し方するの？』って聞かれたー」
親「なんて答えたの？」
子「だまってた」
親「今度聞かれたら『わざとじゃないから気にしないで』って言えば、○○ちゃんも気にしなくなるんじゃない？」
子「わかった。言ってみる」

「やめて！」と意思表示できるようにする

ふだんから「あなたは悪くない」と伝え続けることで、話し方を笑われたり、まねされたりしたときに「やめて！」と言えるようになります。「わざとじゃないから、笑ったりしないで」と、しっかり言えるようになれば、からかいはぐんと減るでしょう。

まわりの大人に伝える

いやなことがあったら、本人が自分からまわりの大人に助けを求めることも必要です。年齢が高くなるほど、担任の先生はいじめに気づきにくくなる傾向があります。親はふだんから子どもの話をよく聞くようにしましょう。

▼いじめの発見のきっかけ

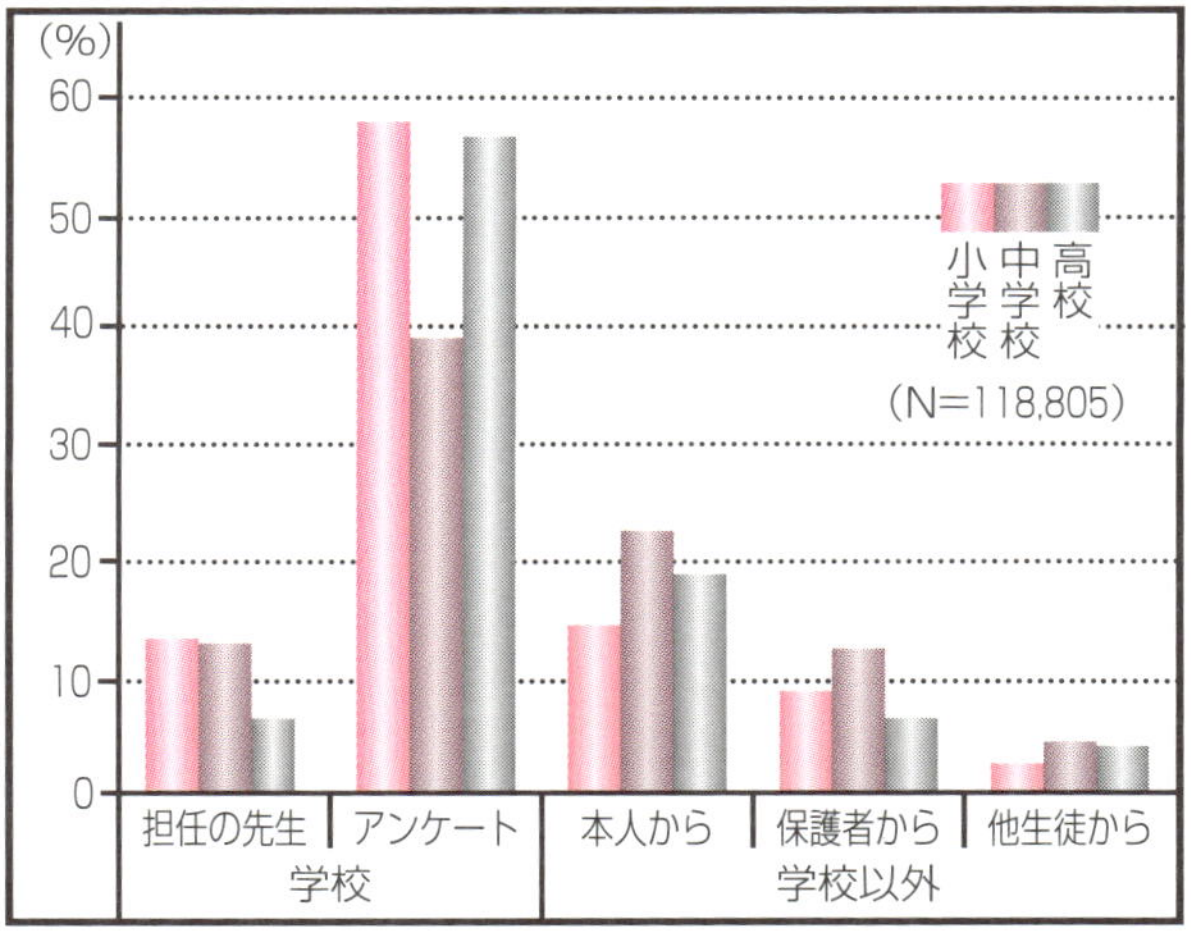

「児童生徒の問題行動等生徒指導上の諸問題に関する調査」平成25年度文部科学省

リスクに備える

カミングアウトで心の重荷を軽くする

自分の話し方を気にしているなら、カミングアウトすること、つまり自分から「吃音がある」と周囲に伝えることが事態の悪化を防ぐ有効な手段になります。

隠さないことで悪循環を断ち切る

「吃音を隠し通そう」とすればするほど、心の負担が増えてしまいがち。吃音とのつきあいが長くなりそうなら、自分で自分の吃音を説明できるようにしておくことが大切です。

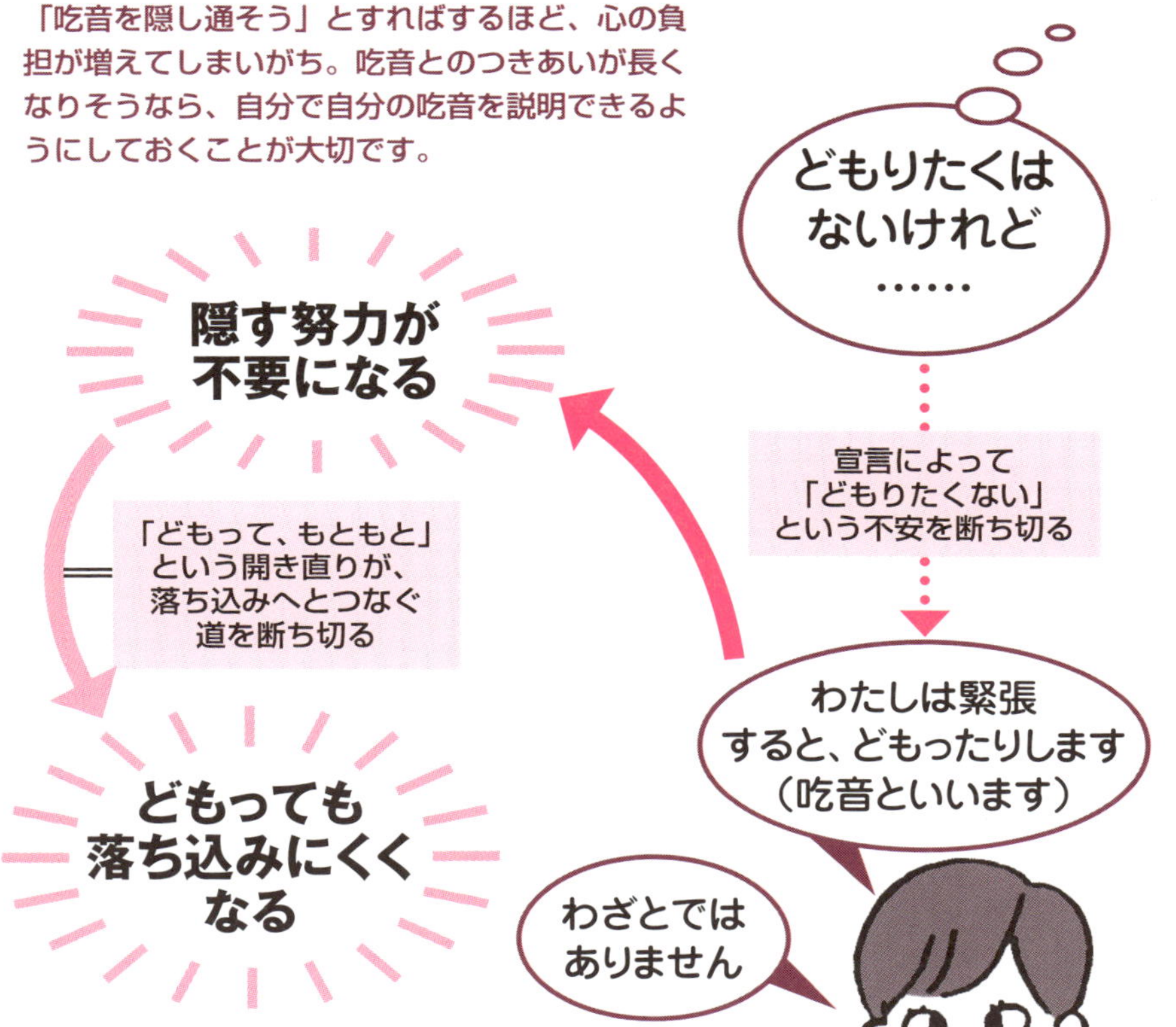

どもりたくはないけれど……
宣言によって「どもりたくない」という不安を断ち切る
わたしは緊張すると、どもったりします（吃音といいます）
わざとではありません
隠す努力が不要になる
「どもって、もともと」という開き直りが、落ち込みへとつなぐ道を断ち切る
どもっても落ち込みにくくなる

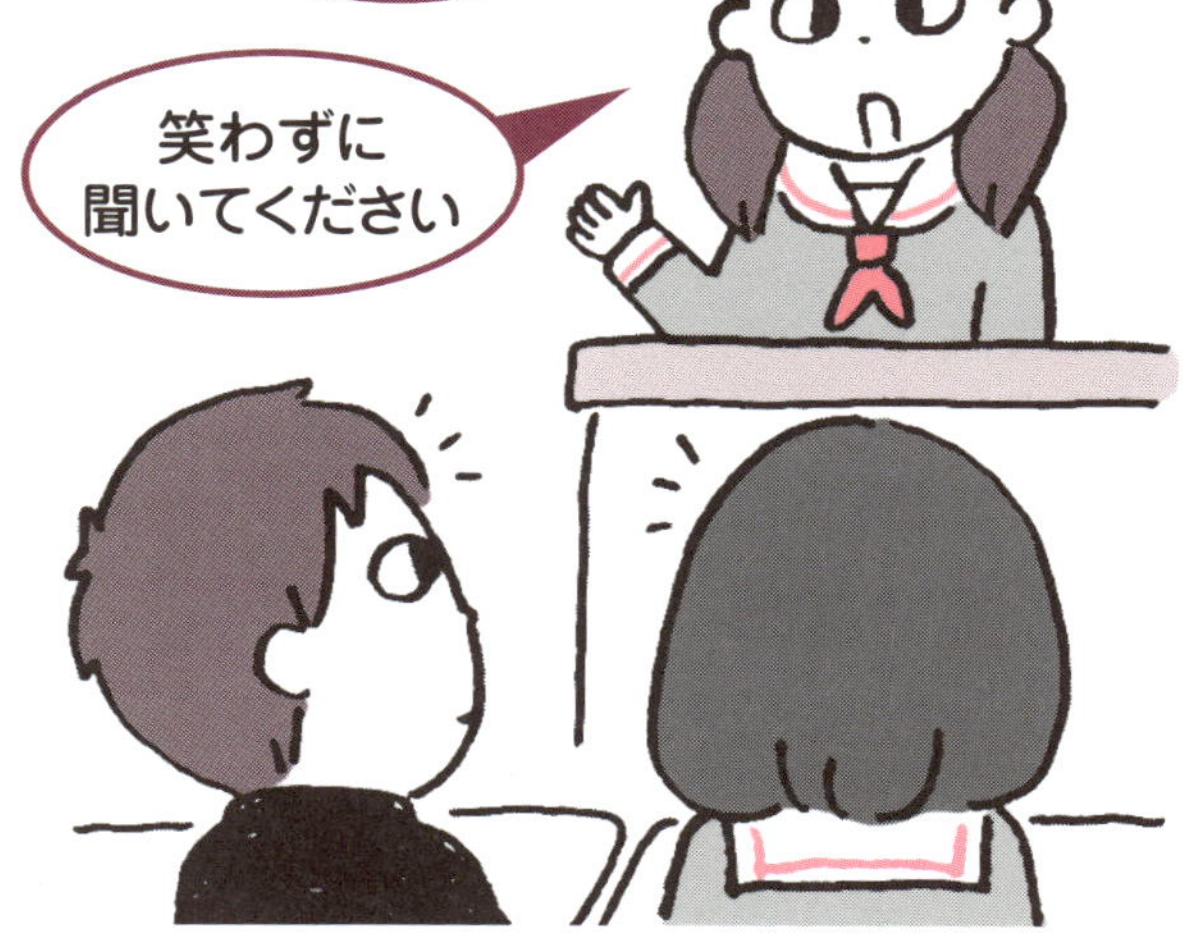

笑わずに聞いてください

周囲が変わる、自分も変わる

小学校高学年から中学生くらいになると、ある程度、吃音を隠せるようになってきます。けれど、ずっとどもらずに話せるわけでは

ありません。「いつ、どもるか」と不安な気持ちでいるより、吃音を公表していくことも考えましょう。聞く側の姿勢を変えるだけでなく、自分の不安を減らす大きな効果もあります。

幼い頃からつきあいがある関係なら、あえて告げる必要はないと思いがちですが、自分から話すことで「そんなに気にしていたのか」「余計なことを言っていたかもしれない」などと、改めて聞く姿勢が変わることもあります。

カミングアウトできる環境をつくる

「吃音を隠したい」と思ってきた子どもに、「カミングアウトしたら？」とすすめても、すぐに実行するのはむずかしいもの。まわりの後押しが必要です。

本人の正しい理解

「なぜ自分はうまく話せないのか」という疑問が劣等感に結びついている状態では、カミングアウトはむずかしいでしょう。脳の働き方の特性が関係していることで努力だけで治るものではないという正しい理解と、自分にはよいところがたくさんあるという自信が必要です。

わたしは
悪くない

わたしの
話し方ではなく中身で
判断して！

機会をみつけてカミングアウト！

- 入学、進学、進級時の自己紹介
- 学習発表のときなど、発表前に
- 弁論大会などの機会に

（中学生以上なら、SNS を介して
公表するのもひとつの方法）

身近な理解者

親や先生はもちろん、吃音のことを理解してくれている友だちがいれば、大きな力になります。

あなたは
悪くない

素敵なところが
たくさんある

可能なかぎりの備え

本読み、劇のセリフなどは、練習を重ねることで吃音が減っていきます。また、学習発表のときには、図やイラストを示すことで、伝えたい中身が伝わりやすくなります。できるかぎりのことをしておけば、自信につながります。

やるべき
ことはやった。
それでもどもったら
しかたがない

リスクに備える

吃音は発達障害者支援法の対象になる

吃音を障害としてとらえることに抵抗がある人も少なくないでしょう。しかし、障害ととらえることで、より適切な支援を公的に進めてもらえるというメリットもあります。

発達障害者支援法とは?

脳機能の発達が関係して幼少期から起きてくる障害をもつ人に対し、国や自治体が責任をもって適切な支援をおこなっていくことを定めた法律。2005年に施行された、比較的新しい法律です。

吃音も対象に含まれている

発達障害者支援法の第２条に「この法律において『発達障害』とは、自閉症、アスペルガー症候群その他の広汎性発達障害、学習障害、注意欠陥多動性障害その他これに類する脳機能の障害であってその症状が通常低年齢において発現するものとして政令で定めるもの」とあります。

このうち「政令で定められるもの」のひとつとして発達性言語障害があり、発達性言語障害のひとつが吃音症です。

国や自治体に求められること

吃音については、学校教育法の定めにより、古くから「ことばの教室」なども用意されていますが、より早期からの適切な対策を国や自治体が進めやすくなります。

早期からの支援

３歳児健診でのチェック、継続的な相談、支援を受けられるようにする

教育の支援

吃音の状態に応じた適切な教育的支援、支援体制の整備をしていくこと

医療的な支援

吃音の診療ができる医療機関を増やしていくこと、吃音に詳しい専門家の育成、原因究明のための調査研究など

支援対象であることが十分に周知されていない

発達障害についての理解は、近年急速に広がってきました。自閉症やADHD、LDなどについては、学校での支援体制も進んできています。

一方で、吃音については、発達障害者支援法の支援対象に含まれ

障害？ 病気？ それとも個性？

吃音は話し方のくせ、個性のひとつです。しかし、法律的、医学的には、一定の線引きをしないかぎり、支援や治療の対象が無制限に広がってしまいます。そこで障害や病気としてとらえることもあります。

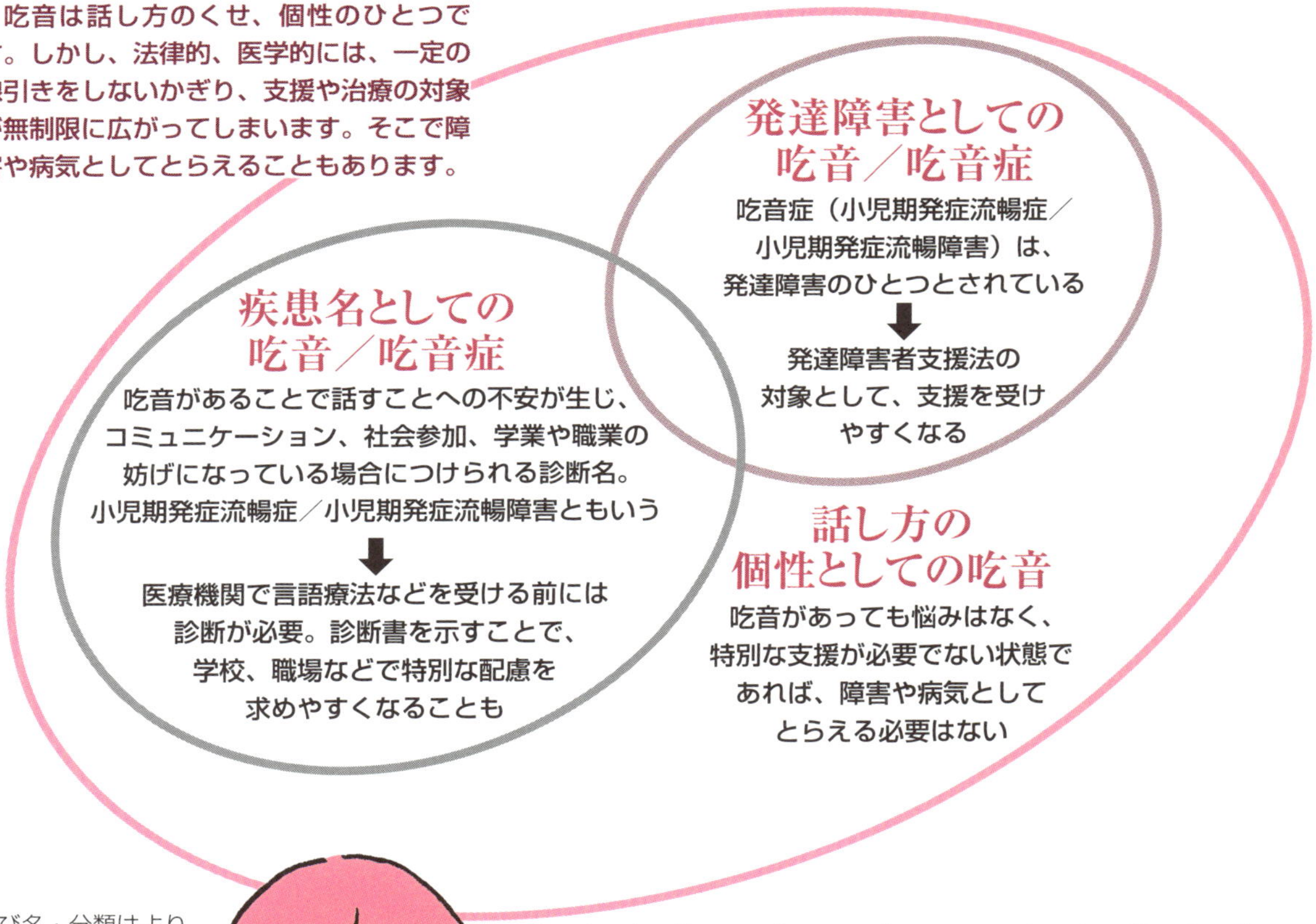
発達障害としての吃音／吃音症
吃音症（小児期発症流暢症／小児期発症流暢障害）は、発達障害のひとつとされている
発達障害者支援法の対象として、支援を受けやすくなる
疾患名としての吃音／吃音症
吃音があることで話すことへの不安が生じ、コミュニケーション、社会参加、学業や職業の妨げになっている場合につけられる診断名。小児期発症流暢症／小児期発症流暢障害ともいう
医療機関で言語療法などを受ける前には診断が必要。診断書を示すことで、学校、職場などで特別な配慮を求めやすくなることも
話し方の個性としての吃音
吃音があっても悩みはなく、特別な支援が必要でない状態であれば、障害や病気としてとらえる必要はない

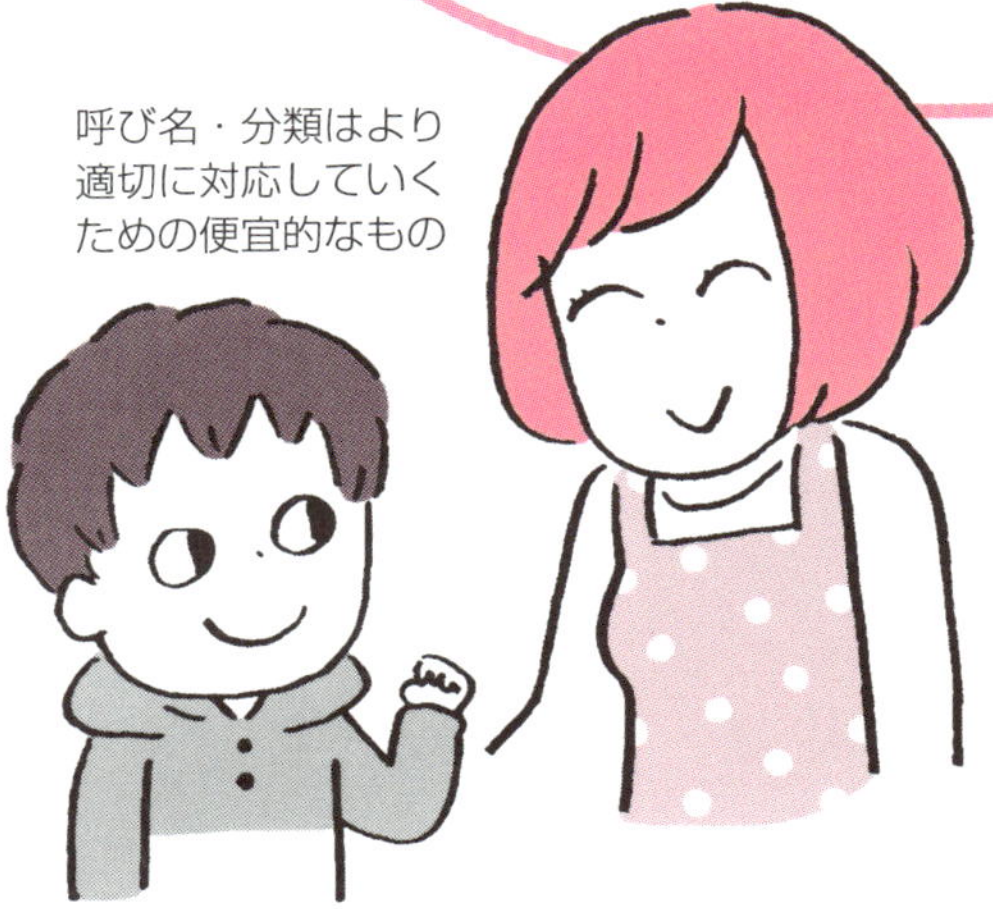

呼び名・分類はより適切に対応していくための便宜的なもの

ていること自体、まだまだ知られていません。この点について周知が進めば、学校の先生の理解が得やすくなり、次の担任への申し送りもスムーズになるでしょう。

自閉症やADHD、LDの診断には専門的な知識が必要ですが、吃音は、まわりの人が容易に判断できます。「うちの子、吃音かも」と思って受診した場合、まず間違いなく吃音症と診断されます。法律で支援対象とされている以上、吃音の悩みは、個人の問題ではなく、国や自治体が積極的に対策を進めていくことが望まれます。

学校での対応

担任の先生との協力でリスクを減らす

集団生活のなかでは子どもが苦手とする場面も多いものですが、実生活のなかで話す経験が吃音を減らしていきます。だからこそ集団生活のリーダーたる担任の先生の協力が必要です。

どんな支援が必要か?

「ことばがつかえて苦しそうだから」と助けるつもりですることが、むしろ子どもの意欲を削いでしまうこともあります。あせらせずに待つだけで、救われる子どもも多くいます。

吃音があるからといって、すべての子どもが同じような支援を必要としているわけではない

▼授業中にしてほしい支援

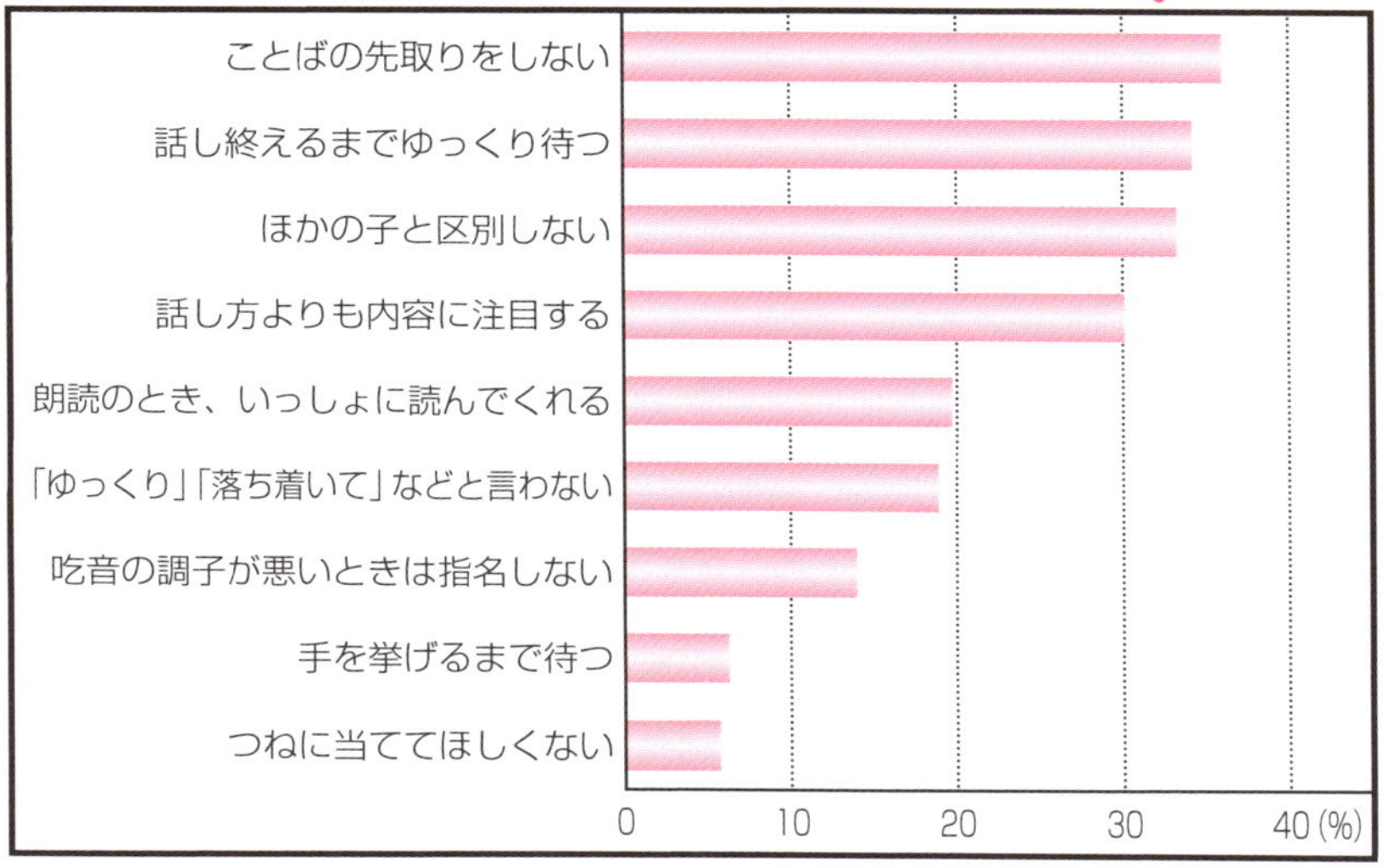

(N=208)（中川・小林、2008 改）

学習の場で起こりやすい問題への対応も必要になる

小学生以上になると、授業中にことばがうまく出なくなってしまうことが、からかいの種になったり、誤解を受けたりするもとになってしまうことがあります。

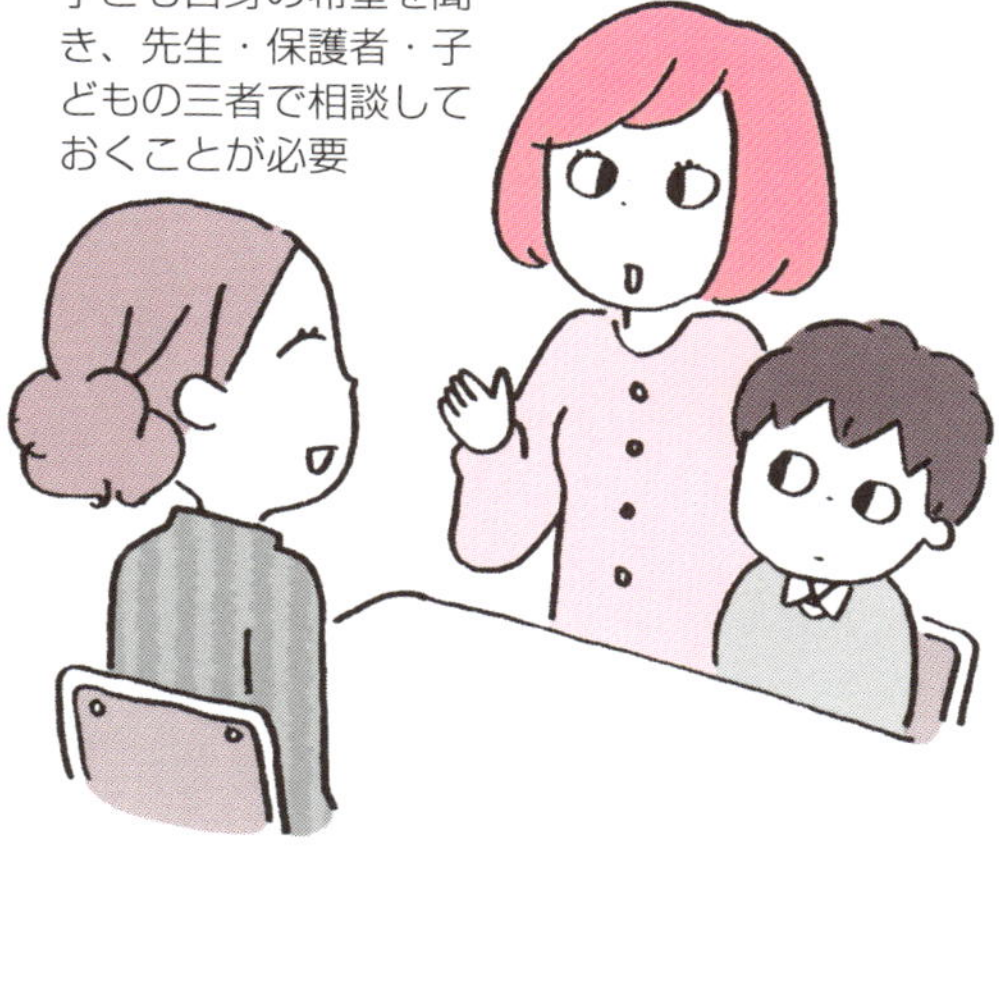

子ども自身の希望を聞き、先生・保護者・子どもの三者で相談しておくことが必要

先生と相談しておくべき内容

これまでの経過や学校生活でお願いしたいことなど、率直に相談してください。口頭でのお願いだけでなく、本書の説明書例（→60-62 ページ）などを参考に書面を用意しておくようにしましょう。

からかいへの対応

話し方へのからかいには毅然とした対応をしてもらいましょう（→ 70 ページ）。

授業中の指名

順番に指名するほうがよいか、手を挙げないかぎり指名しないほうがよいのか、ランダムに指名してもよいか、子どもと相談して決めてもらいましょう。

苦手な場面への対応

音読、号令、学習発表、劇、自己紹介など、吃音の子が不安を感じやすい場面への対応を相談します（→78-83ページ）。

発言するとき

話し方ではなく話の内容を聞いてもらいます。なかなかことばが出なくても、急かさないようにお願いしておきましょう。子どもの状態によっては「発言をパスするサイン」「同意・不同意のサイン」などを決める、書いて提出してもよいことにするなどの工夫も考えます。

担任の先生に対しては、からかいの防止だけでなく、学習の場で起こりうる吃音ゆえの問題についても適切な対応を求めていく必要があります。

通常学級を受け持つ先生のすべてが、吃音に対する正確な知識をもっているわけではありません。保護者からの働きかけが必要なことも少なくありません。

先生も誤解しがちなこと

●緊張しやすいからどもる
⇒緊張するのは「どもるのではないか」という不安が強いから。「リラックス！」「落ち着いて」「深呼吸！」などという声かけは逆効果

●精神的な弱さの表れ
⇒弱くみえるとすれば、吃音があることでいやな思いを重ねているから。「どもってもかまわない」という環境をつくるのが第一

●沈黙が続くのはわからないから
⇒「答えがわからないのだ」「発言内容がまとまらないようだ」などという憶測で、次の人にまわされたり、ことばを先取りされたりするのをいやがる子どもが多い

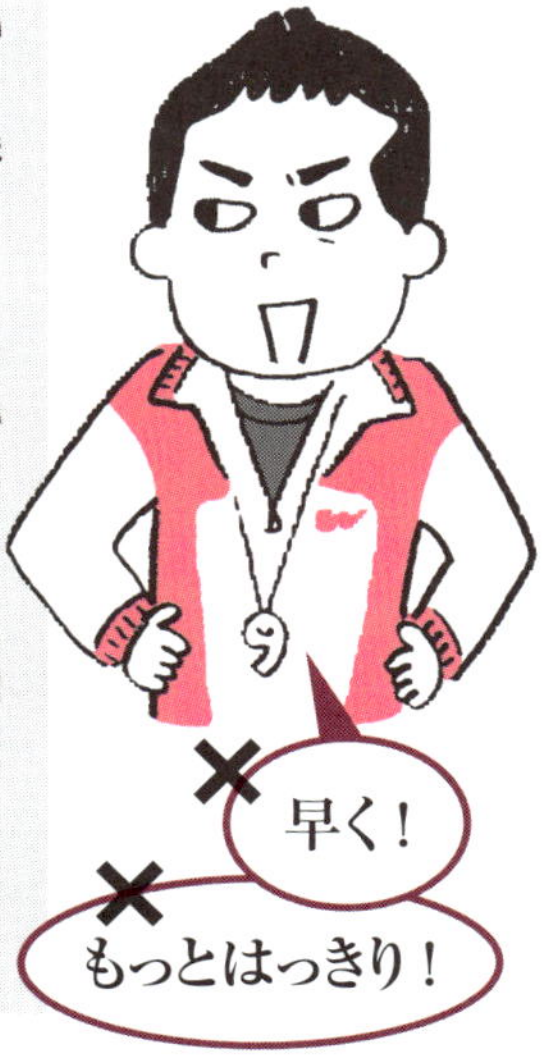

学校での対応

「ことばの教室」を利用する手もある

小学生になったら、小学校に併設されていることばの教室で吃音とのつきあい方を学んでいくのもよい方法です。同じ学校内に設けられていなければ、近隣の学校に足を運びます。

相談だけでもしておくとよい

学校からのすすめで、あるいは自分で相談先を探すなかで、ことばの教室を利用すべきかどうか迷うこともあるでしょう。からかいやいじめはなく、本人が楽しく学校生活を送れており、親自身とくに心配はしていないということであれば、利用しなくてもかまいません。通級指導を受けなければ吃音がひどくなるというわけでもないからです。

ただし、親には素直に悩みを打ち明けられないこともあります。休み時間や放課後、いつも一人で過ごしているなど、なにか気がかりなことがあれば相談だけでもしておくとよいでしょう。

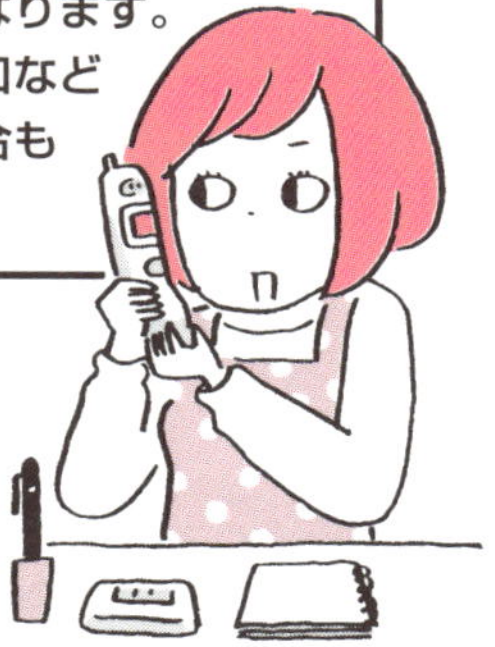

まずは相談を

教室の様子が知りたいなどという希望があれば、申し込み前でも相談は可能です。相談したうえで、通級を希望するかどうか決めてもかまいません。

教室に直接、連絡をとれるかどうかは自治体によって異なります。在籍校や自治体の窓口などを通す必要がある場合もあります。

利用のしかたの例

小学生以降も吃音が続き、対応に迷っているなら、ことばの教室への通級も検討してみましょう。

ただし、本人、保護者が希望すれば必ず通級が認められるというわけではありません。

通級の申し込み
担任の先生・在籍校の校長を通じて通級を申し込む

↓

面談
本人と保護者で、ことばの教室へ。担当の先生が吃音の状態をみたり、日頃の様子を聞き取ったりする

↓

審査
自治体の教育委員会で、通級指導が必要かどうかを検討
子どもの状態、教室の定員状況などにより、通級指導はおこなわれないこともある

↓

通級指導開始
通級日を決め、教師と子どもが１対１で学習を進める。毎回、親も同伴する

通級指導のメリット・デメリット

吃音の話題を避けてきた家庭では、子どもにことばの教室の利用をすすめにくいかもしれません。しかし、小学生くらいになれば、自分の話し方について本人はなにかしら意識しています。吃音についてオープンに話せる関係をつくるためにも、「こういうところもあるよ」と子どもに伝えながら、希望を聞いてみるとよいでしょう。

メリット

①吃音のある子 1 人につき、ことばの教室の先生 1 人でのマンツーマン指導が原則。ていねいに向き合える

②ことばの教室の先生に、担任の先生とのパイプ役をつとめてもらうことで、吃音への理解を広げやすく、からかい・いじめへの対策などもとりやすい

③本人が、自分の吃音についてしっかり学べる

④教育機関なので無料で欠席扱いされずに指導を受けられる

⑤親の相談も聞いてくれる（「今度、発表会がありますが、ちゃんと話せるのか心配で……」など）

⑥ことばの教室は 1930 年頃から開設された歴史ある制度（吃音の専門家である言語聴覚士は 1999 年から認められた資格）

⑦数は少ないが、幼稚園、中学校に併設されていることもある

⑧通常授業を抜ける機会を利用して、吃音のことを先生からクラスの子に説明してもらいやすい

⑨同じ吃音の子たちのグループ学習をしている教室もあり、「自分1人ではない」と思える

デメリット

①毎年、担当の先生が替わる可能性がある

②通級時には通常授業を受けられないことを本人がいやがることがある

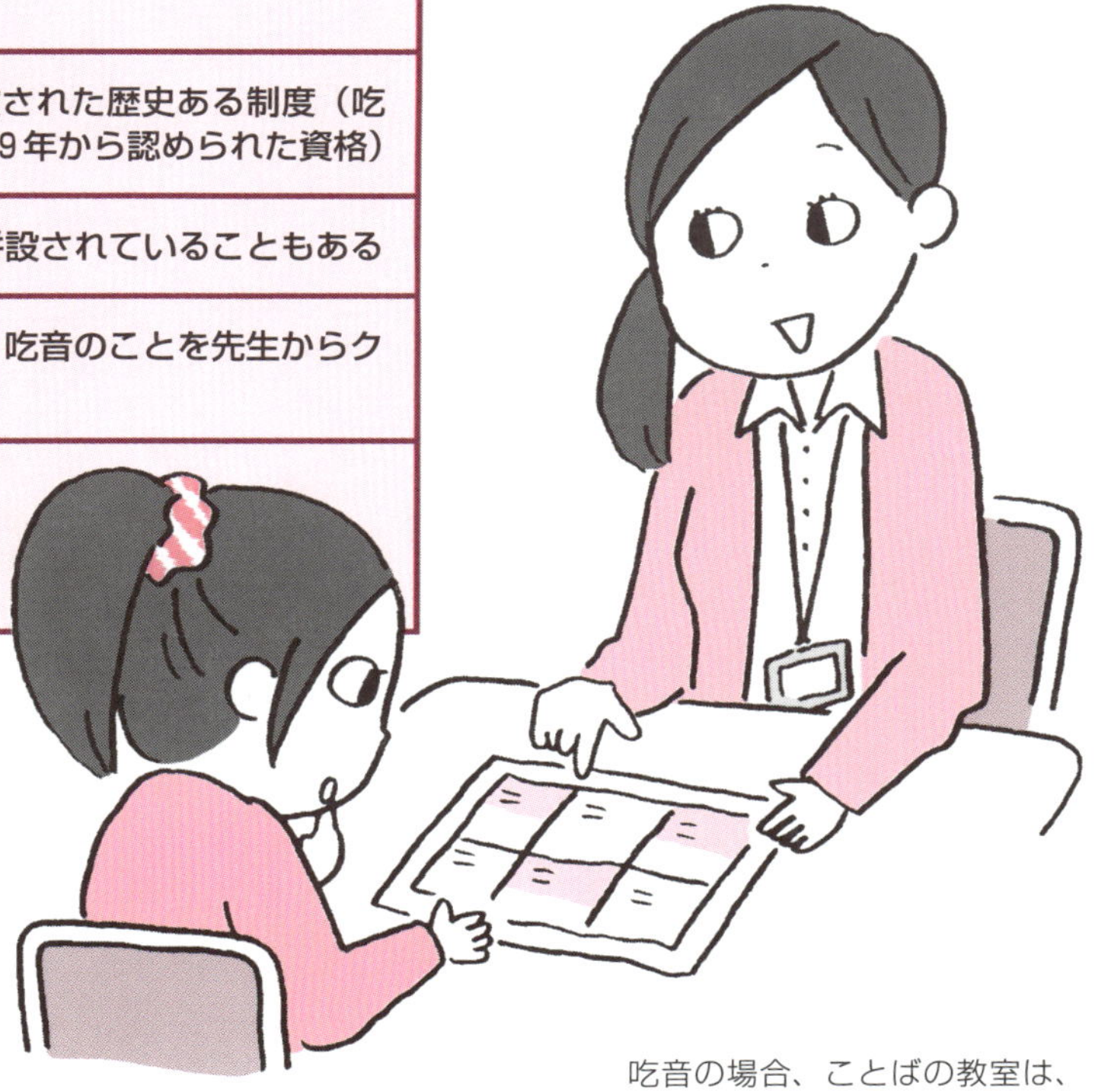

吃音の場合、ことばの教室は、話し方の訓練の場というより、子どもの話す意欲と自信を育てる場として活用されている

苦手な場面への対応

音読は「いっせい読み」を取り入れてもらう

音読は吃音がある子にとって学校生活で苦痛を感じやすい場面のひとつ。だからといって音読させないのは問題です。つらければ逃げるという経験はさせないほうがよいからです。

苦手なのには理由がある

吃音のある子は、書いてあることばを読み上げようとすると、ふだんの会話以上に吃音が出やすくなることがあります。ことばにつかえていやな思いをした経験から、さらに苦手意識が強まっていくこともあります。

話しやすいことばへの言い換えができない

ことばにつかえて笑われた経験がある

ことばが出ないのは漢字が読めないからだと誤解され、バカにされる

読めるのが当たり前。がんばって読んでも認められず、達成感が得られない

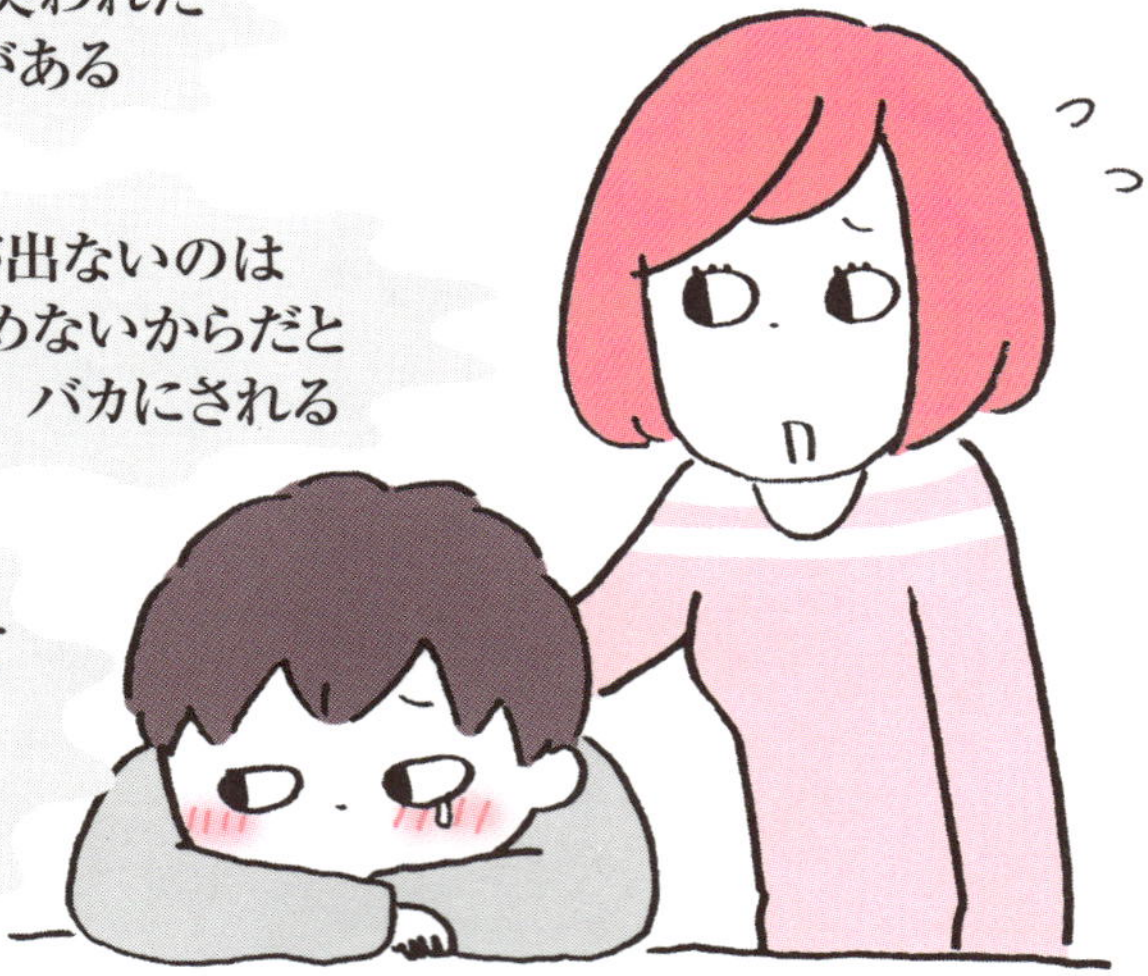

本人が望む方法で手助けしていく

国語にかぎらずどんな教科でも、授業中、教科書やプリントに書いてある文章をそのまま読み上げる音読をする機会があります。吃音のある子の半数以上は、音読を苦痛に感じていると報告されています（→35ページ）。苦手とわかっているのであれば、対応を考えておくことが必要です。

ただし、吃音があるからといって、必ずしも音読が苦手というわけではありません。考えながら話すときより、書いてある文章を読むほうがつかえずに話せるという場合もあります。一律な対応ではなく、本人が望む方法でサポートしていくことが大切です。

有効な対策はある

学校での本読みが苦手なら、先生に直接、対応を相談しておきましょう。音読が苦手であることを、直接先生に伝えておくだけで、本人の安心感は増すものです。

▼手伝い方のヒント

- ●全文いっしょに読む
- ●つかえて苦しそうなところだけ、いっしょに読む
- ●一文一文、交代しながら読む
- ●会話文が多い文章は、役割を決めてセリフのように読む

家庭で十分に練習しておく

同じ文章を5～6回読んでいれば、つかえる頻度は半分程度に下がります。家の人が手伝えるときには、いっしょに練習するのもよい方法です。

音読は2人以上を基本に

だれかといっしょに声を出せば、ことばがつかえにくいのが吃音の特徴です。音読、号令はその特徴をいかせば、比較的スムーズに実行できます。

▼音読時のヒント

- ●隣の席の人と、椅子の列や班ごとに、あるいはクラス全員で、などというように、2人読みやグループ読みを基本にすれば、吃音がある子にとっては負担が少ない
- ●1人読みに挑戦するときも、ことばが出ずに困っているようなら、先生や隣の席の友だちが途中までいっしょに読むようにすると、あとのことばが出やすくなることがある

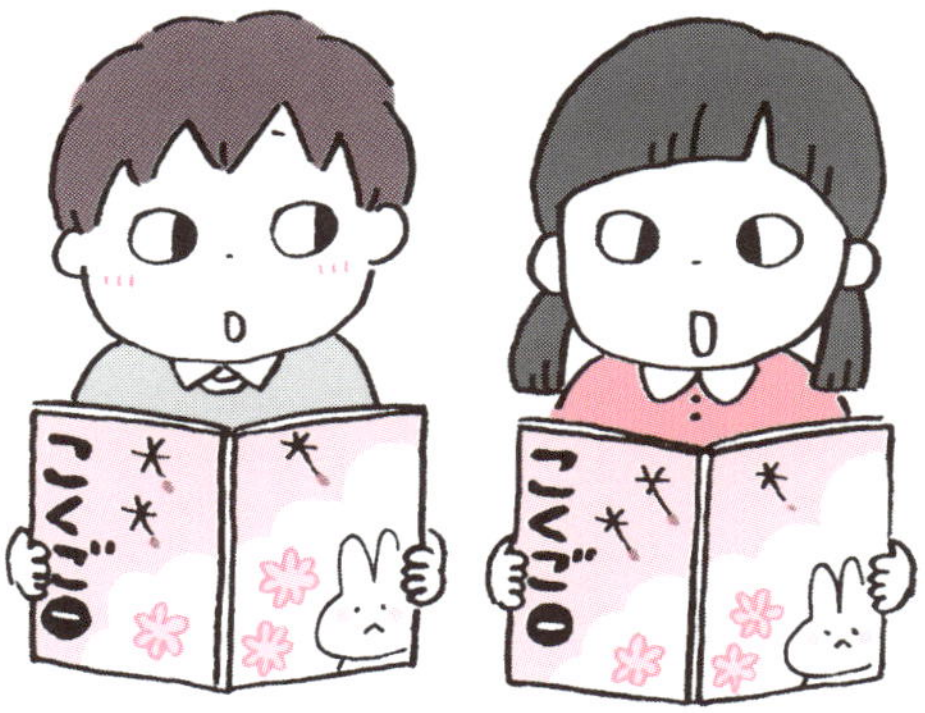

▼文章朗読の適応効果

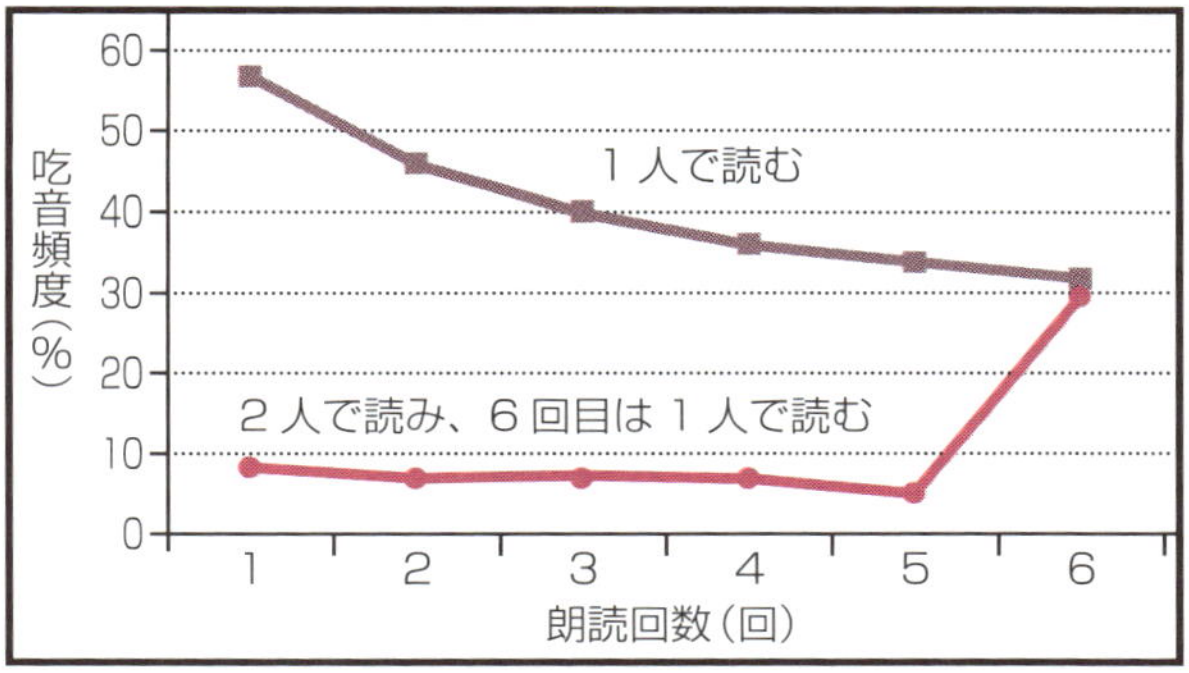

（N=15）(Frank and Bloodstein, 1971)

「指名しない」という選択は避ける

苦手ではあっても、「どうせできないだろう」と吃音のある子だけ当てないというのは避けたい対応です。本人は一時的にホッとするかもしれませんが、「吃音のせいで外された」「どうせ自分は……」などと劣等感をいだくことにもなりかねません。

発表・自己紹介は事前の練習が有効

人前で話すときには、どもるのではないかという不安が高まりがちです。事前の準備で乗り切りましょう。挑戦し、それがうまくいけば、子どもの大きな自信につながります。

発表の場への備え方

学習発表会、学芸会などが控えているときは、おおぜいの人の前でうまく話せるか、セリフを言えるか不安に思う子も少なくありません。不安が強い場合には、しっかり対策を考えておきましょう。

発表はなぜ苦手？

- 用意した原稿や台本どおりに、タイミングよく話さなければならない
- 多人数の聞き手がいる。知らない人も多い

本人の希望を確認

まずは本人の気持ちを確認しておきます。

▼こんなふうに

- なにか心配なことはある？
- 先生に相談しておきたいことはあるかな？

意欲があれば挑戦を後押し

本人が「大丈夫」と言うなら、先回りして心配しすぎないこと。「楽しみにしているよ」と応援しましょう。

不安が強ければ参加のしかたを考える

「２人以上で声を合わせればスムーズに話せる」「歌はつかえずにうたえる」といった特徴をいかし、不安なくのぞめるように促します。

練習を重ねて本番にのぞむ

話すことばが決まっていれば事前の反復練習が効果的（→81 ページ）。家族や友だちの前で練習すればさらに効果的です。発表の前には「吃音がある」と伝えることも考えましょう。

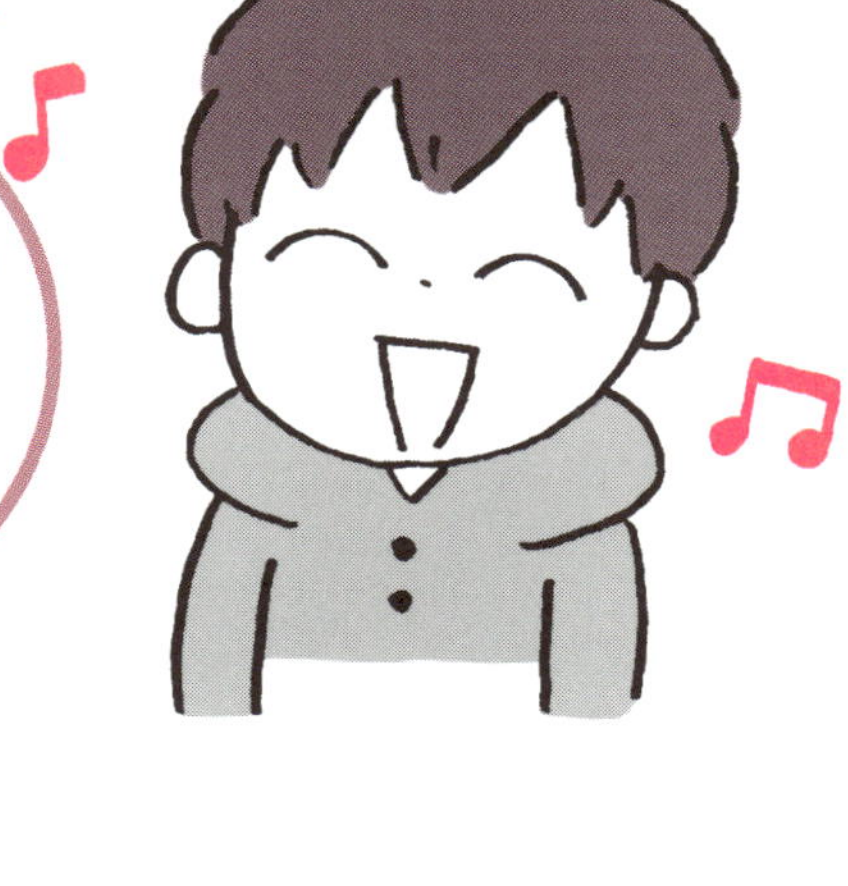

自己紹介はカミングアウトのよいチャンス

どんなに練習しても、どもるときはどもるもの。自己紹介のときこそ、カミングアウトする絶好のチャンスととらえましょう。

伝える内容を考え、練習しておく

その場でなにを話すか考えながらでは、ことばにつまりやすくなります。事前に文案を考え、練習しておきましょう。

自己紹介はなぜ苦手?

- 自分の名前や学校名などの固有名詞は、つかえても言い換えができない
- 初めて会う人が多く、聞き手の数も多い
- よいスタートを切りたいという気持ちが、「どもりたくない／どもったらどうしよう」という不安に結びつきやすいことも多い

吃音のことを含めて自己紹介

はじめに「どもるかもしれない」と伝えてしまえば、聞く側の姿勢が変わります（→ 72 ページ）。その後の学校生活で吃音を隠す必要もなくなります。

お守りがわりにメモを用意しておくのもよい

新学年のスタート時には先生とも初対面ということが多いでしょう。不安が強いなら、自分の番の前に先生に渡せるよう、簡単なメモを用意しておくとよいでしょう。

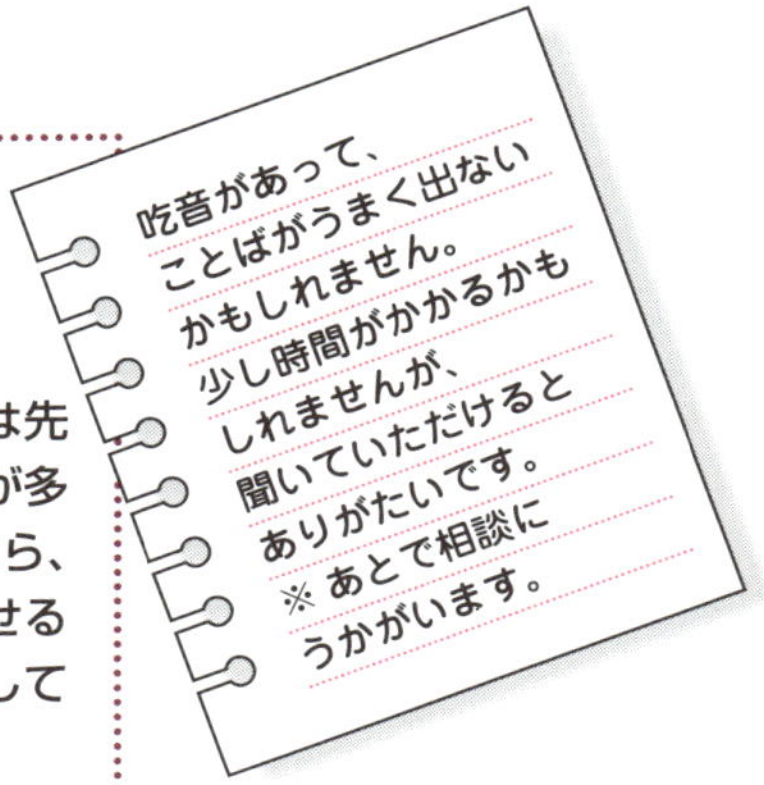
吃音があって、
ことばがうまく出ない
かもしれません。
少し時間がかかるかも
しれませんが、
聞いていただけると
ありがたいです。
※ あとで相談に
うかがいます。

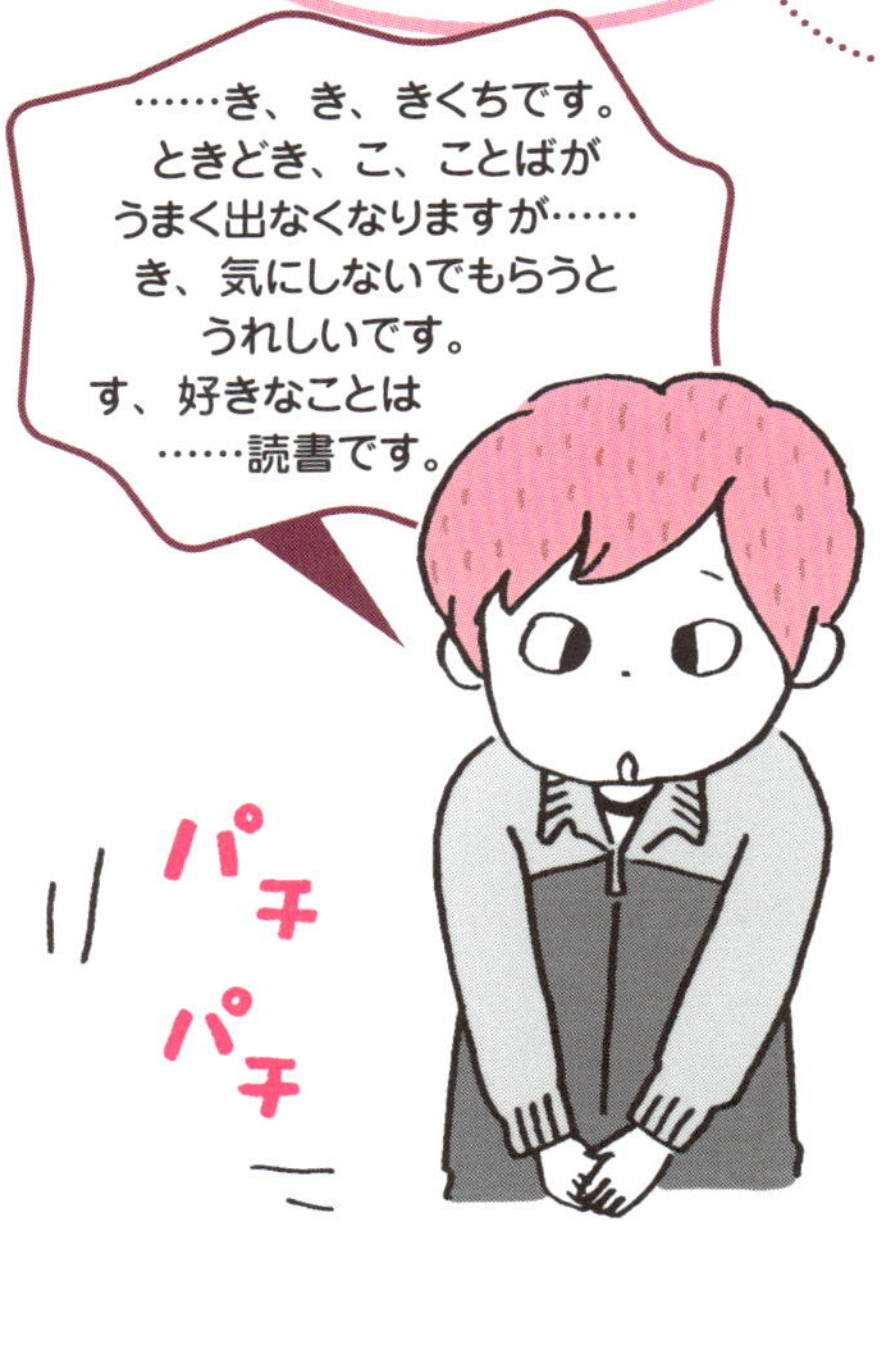
……き、き、きくちです。
ときどき、こ、ことばが
うまく出なくなりますが……
き、気にしないでもらうと
うれしいです。
す、好きなことは
……読書です。
パチ
パチ

人前で話す経験は吃音の軽減に役立つ

人前で話す経験をたくさん積むことは、長い目でみれば吃音の軽減に大いに役立ちます。

ただし、おおぜいの人の前で話そうとすると、ふだんよりつかえやすくなる傾向は否めません。そこで必要なのが、事前の準備で話す前の不安を減らすこと。そして、カミングアウトで、どもってしまったときの落ち込みを減らすことです。

人前で話し切ったという自信が、次の挑戦へとつながっていきます。

苦手な場面への対応

面接試験は吃音に配慮する動きもある

吃音の有無にかかわらず、面接で本来の実力をアピールするのはなかなか簡単なことではありません。ただし、徐々に受け入れ側の意識も変わってきています。

不安が高まりやすい条件がそろっている

学校の入学試験時など、面接が実施されるのは合否判定に結びつくような大切な場面であることが多いもの。「自分をよくみせたい」という気持ちが「どもりたくない／どもったらどうしよう」という不安に結びつきやすくなります。

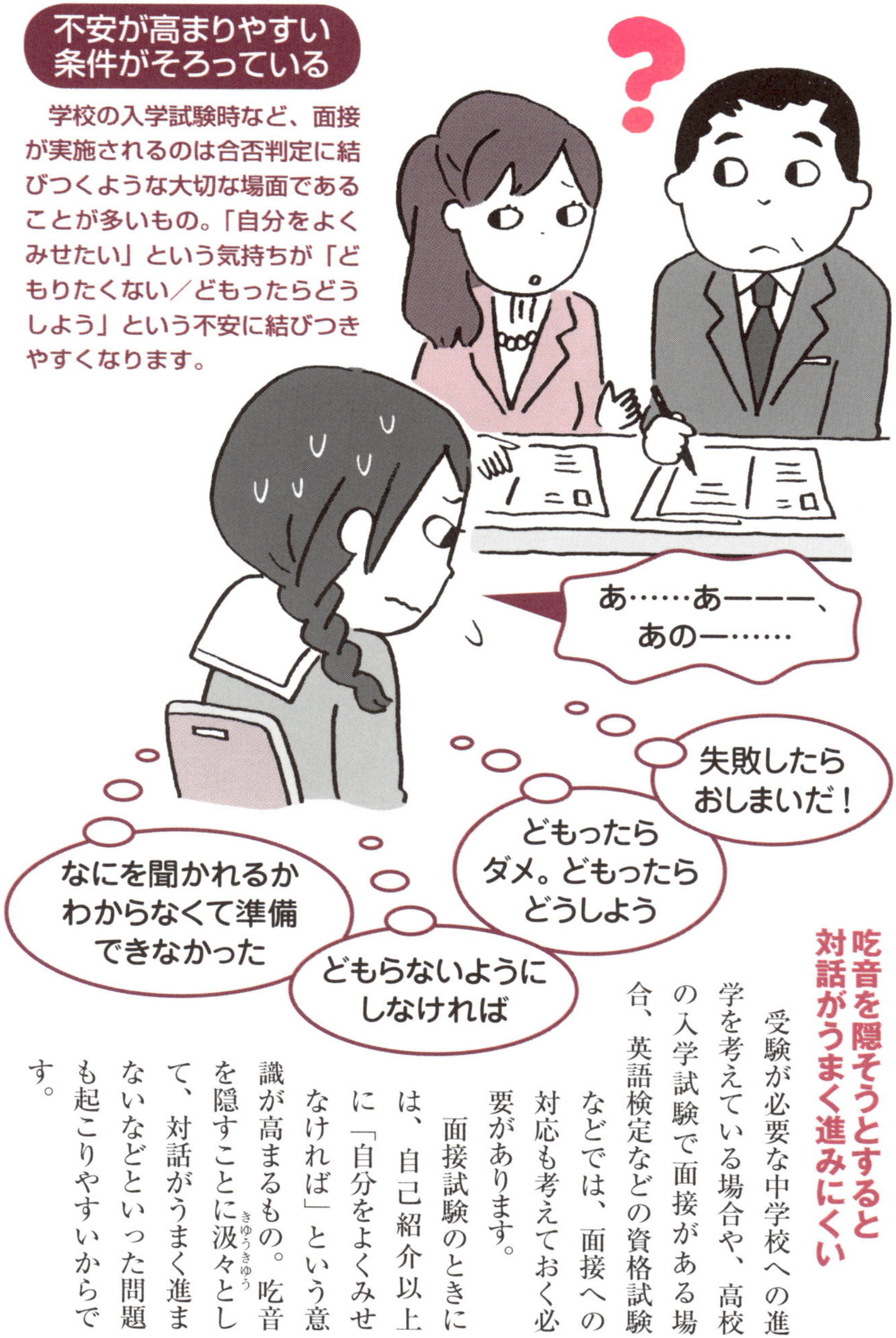
あ……あ———、あの—……
失敗したらおしまいだ！
どもったらダメ。どもったらどうしよう
なにを聞かれるかわからなくて準備できなかった
どもらないようにしなければ

吃音を隠そうとすると対話がうまく進みにくい

受験が必要な中学校への進学を考えている場合や、高校の入学試験で面接がある場合、英語検定などの資格試験などでは、面接への対応も考えておく必要があります。

面接試験のときには、自己紹介以上に「自分をよくみせなければ」という意識が高まるもの。吃音を隠すことに汲々《きゅうきゅう》として、対話がうまく進まないなどといった問題も起こりやすいからです。

それでも準備のしようはある

面接の場でも、大切なのは話し方より話す内容です。話し方を気にして言いたいことを言わないより、つかえながらでも誠実に話すことを心がけましょう。

想定問題で練習を重ねる

「なにを聞かれるかわからない」といっても、面接の目的ははっきりしているわけですから、ある程度、質問の想定は可能です。

家族、学校の先生などに面接官役をつとめてもらい、何度も練習しておくことが、不安の軽減に役立ちます。

制度を活用する

吃音（吃音症）に配慮する動きも、少しずつですが出てきています。

英検（英語検定試験）では、下記のような特別措置があります。

音声言語障がい（吃音症・その他）

■一次試験：通常受験

■二次試験（１～３級）：発話への配慮★

話がつまる、大きな声が出ないなどの状況を面接委員に伝え、注意して聞くよう配慮します。面接の実施方法・評価方法は通常どおりです。

※措置の内容に★マークがついている措置については別紙に詳細と診断書の添付が必要。審査の上、措置の適用可否を判断する

申請の際に診断書の添付が求められていますが、吃音についてはことばの教室の教師、言語聴覚士の意見書でもかまいません。

いっそカミングアウトするのも手

英検のような取り決めはなくても、学校は教育機関です。「どもることがあるから受け入れられない」という心配はしなくてもよいでしょう。どもらないように話した結果、言いたいことを半分も言えなかったというくらいなら、「吃音がある」と宣言したうえで話を聞いてもらうほうが好印象につながるのでは？

ときどき、どもることがあ、ありますけど……

がんばりますので、よろしくお願いします

COLUMN

それでも、子どもの将来が心配な人へ

子ども時代の経験が将来につながっている

子どもの吃音につきあい、よい聞き手になる、よい聞き手を増やすことを心がけていてもなお、親としては子どもの将来が心配になることもあるかもしれません。

大人の一〇〇人に一人は吃音をもちながら立派に生活しているわけで、吃音ゼロにならないからといって、そう嘆くことはありません。大人になれば苦手な音読も不要になりますし、今の時代、電話よりメールで済ませられる用件もたくさんあります。

子どもの時代に、いやな経験を積むことのないように環境を調整し、友だちをつくれるようになれば、恋愛や結婚にも自然とつながっていくものです。

子どもの夢、がんばりを応援していこう

成人になってから、いつの間にか吃音がゼロになっていたという人もいます。そうした人々に共通するのは、仕事など意欲的に取り組めるものがあり、それが自信につながっているということです。

吃音があろうとなかろうと、子どもが自分の将来に具体的な夢をもち、それに向かってがんばれるように応援していくことは親の大切な役割です。結果的に、それが吃音を減少させていくことにもつながるのです。

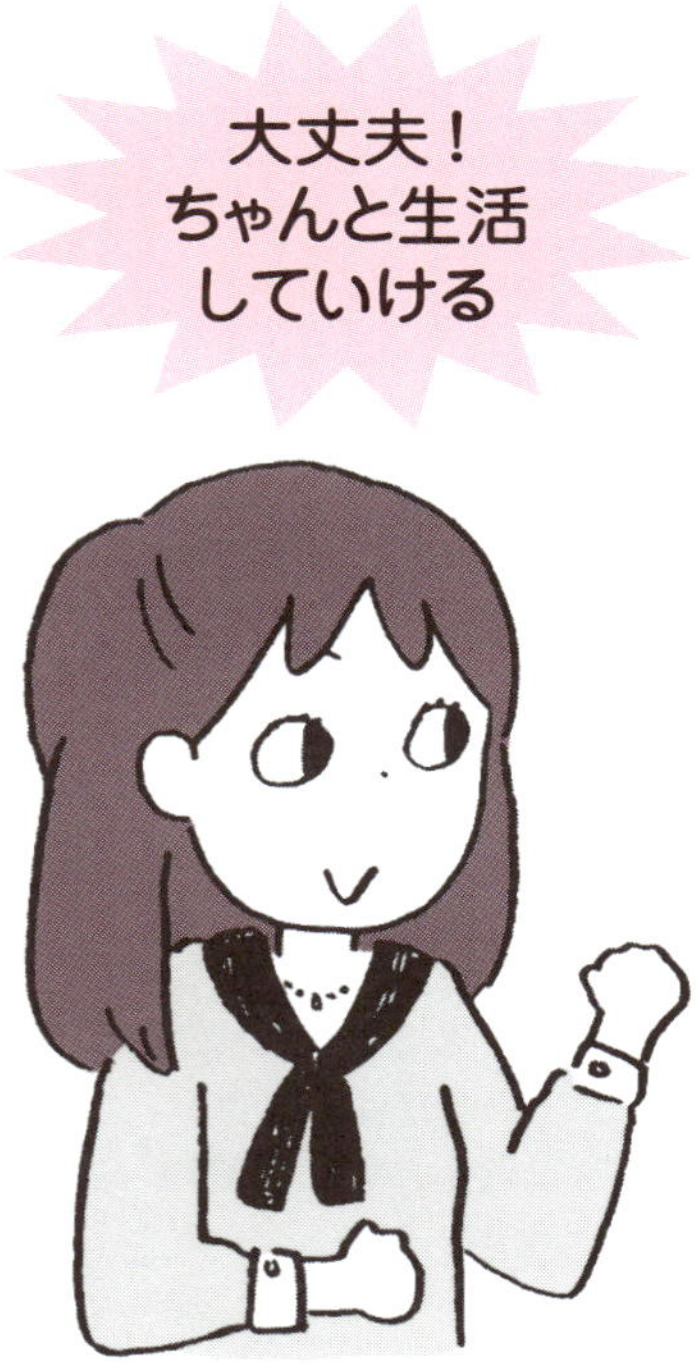
大丈夫！
ちゃんと生活
していける

5

吃音のある子自身ができること

まわりが「気にしなくていい」と思っていても、
実際、ほとんど気にならない程度であっても、
本人は吃音に悩み、「治したい」と強く願っていることもあります。
吃音とのつきあいが長く続いている子どもの場合、
自分の吃音との向き合い方、つきあい方を
見つめ直してみる必要がありそうです。

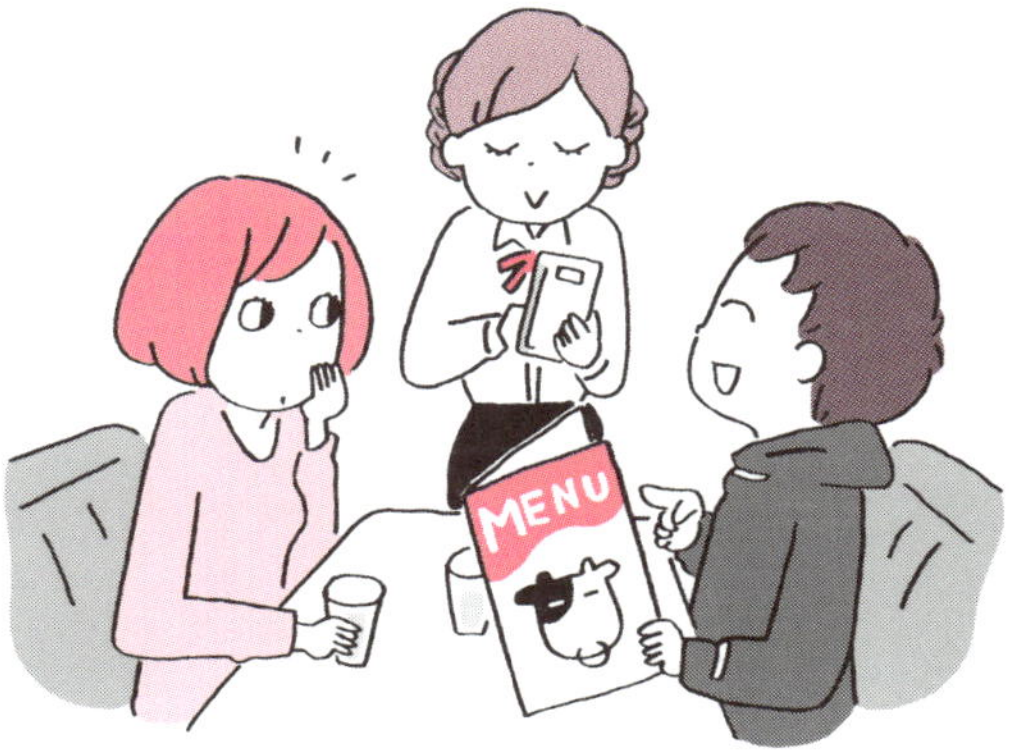

本人が「吃音を治したい」と言い出した

ストーリー⑤

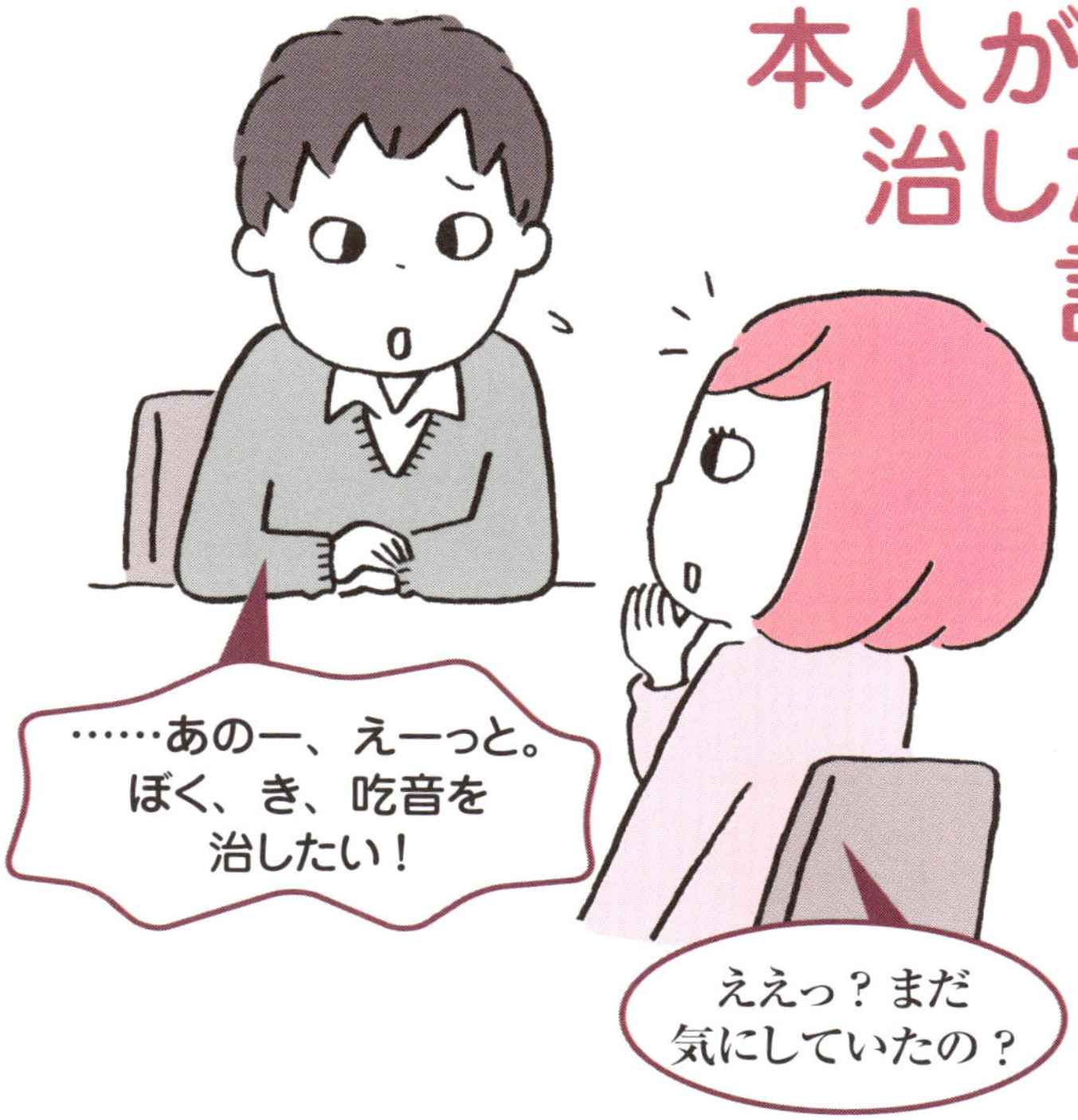
……あのー、えーっと。ぼく、き、吃音を治したい！
ええっ？まだ気にしていたの？

1 息子は、この春からは中学生になりました。吃音のほうは、今もときどきつかえることはありますが、さほど目立たなくなっており、特別な心配はないと思っていたのですが……。

2 毎日、なんとなく浮かない顔。学校生活の様子がみえてきません。どうしたものかと思っていたある日のこと、息子が「吃音を治したい」と言い出しました。

親としてはずっと「どもってもいい」と接してきたつもりだったのですが、本人のなかでは受け止めきれていないようです。

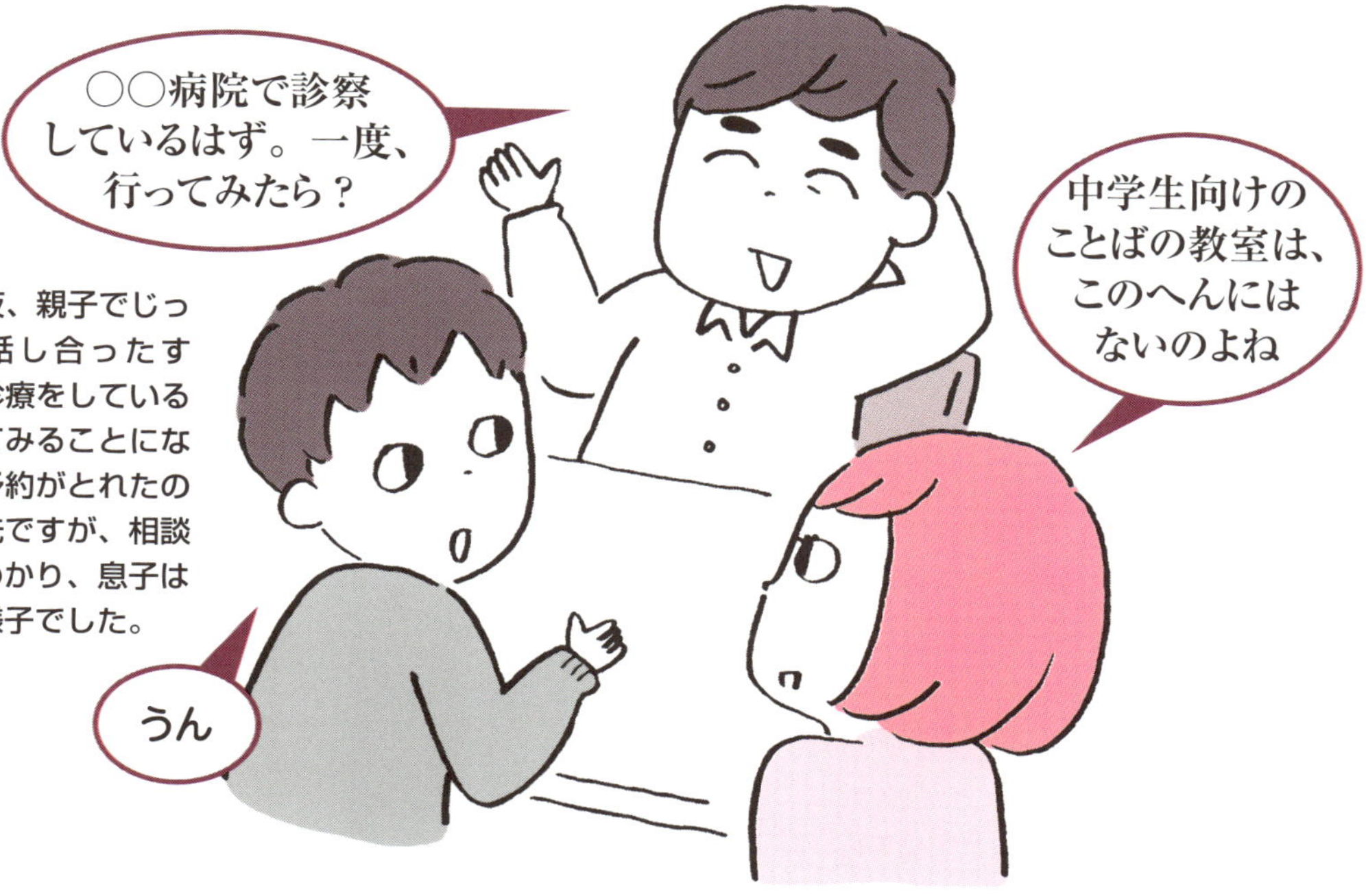
中学生向けのことばの教室は、このへんにはないのよね
○○病院で診察しているはず。一度、行ってみたら？
うん

3 その夜、親子でじっくり話し合ったすえ、吃音の診療をしている病院を訪ねてみることになりました。予約がとれたのはしばらく先ですが、相談先があるとわかり、息子はホッとした様子でした。

4 そして診察日。耳鼻科での診察ののち、吃音を専門に診ている医師の診察を受けてきました。自分の吃音との向き合い方、学校に対応をお願いすべきことなどを話し合ったうえ、「らくにどもる方法」についてもアドバイスを受けてきました。

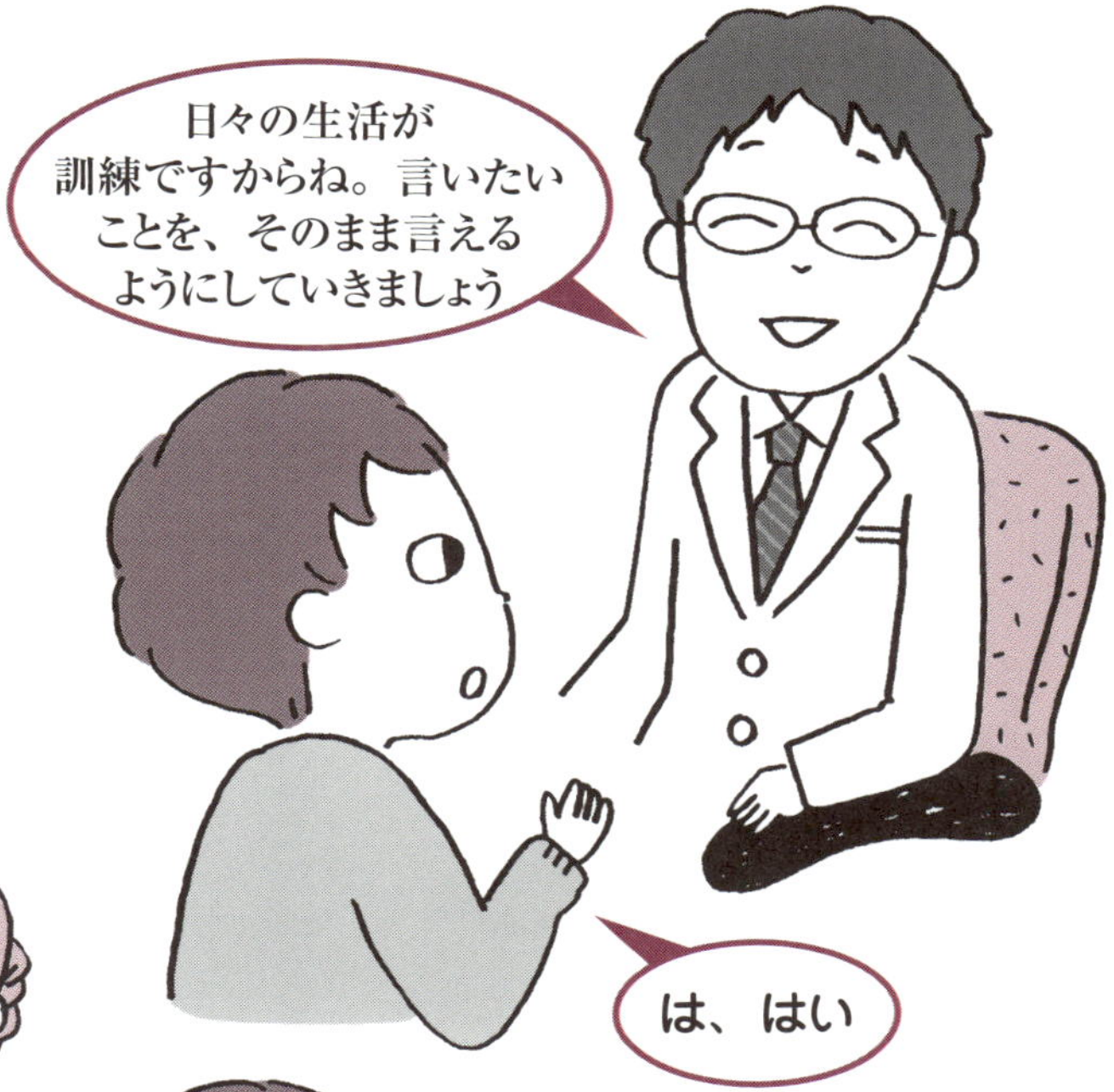

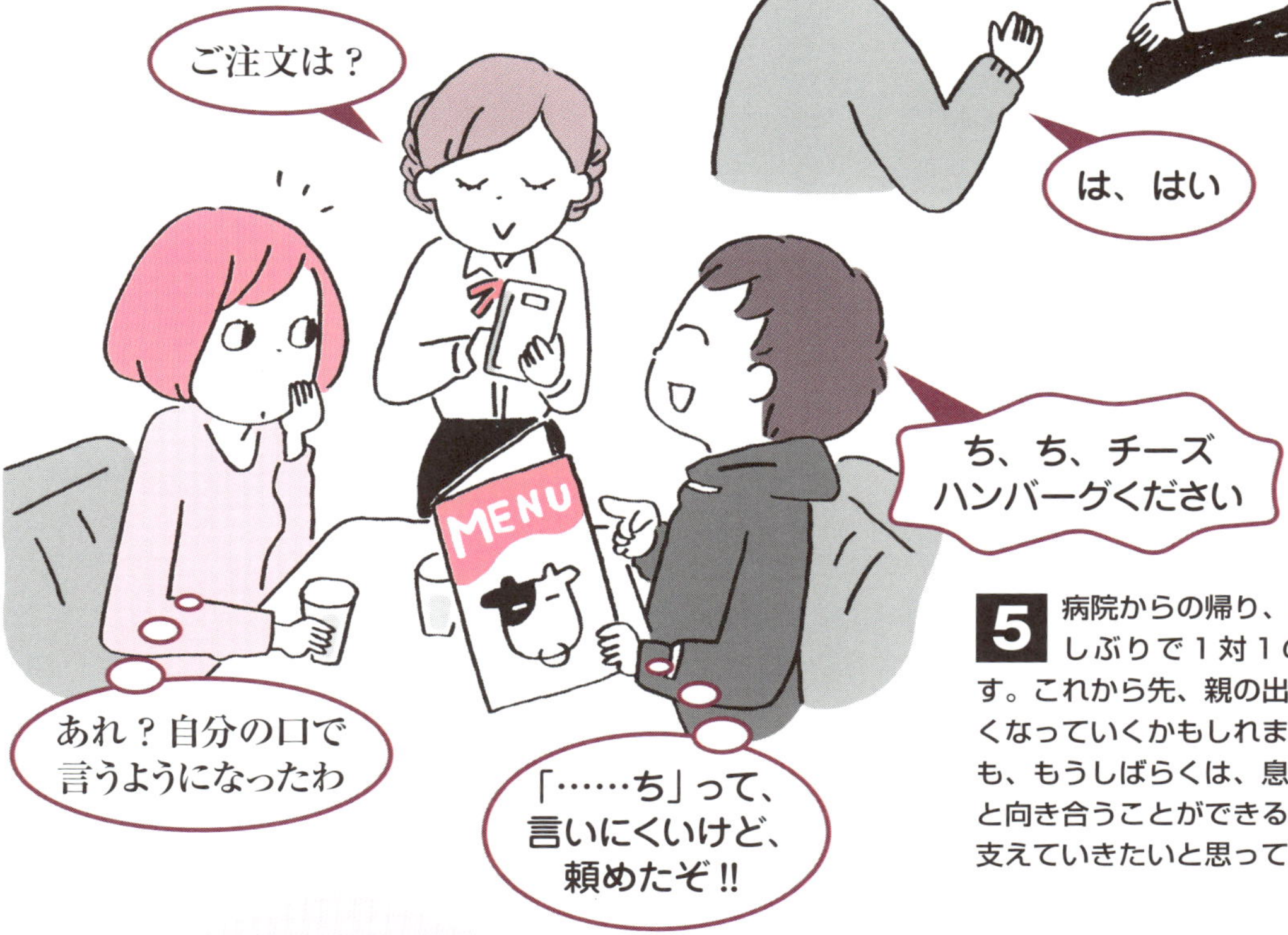

5 病院からの帰り、息子と久しぶりで１対１の外食です。これから先、親の出番は少なくなっていくかもしれません。でも、もうしばらくは、息子が吃音と向き合うことができるように、支えていきたいと思っています。

自分の吃音と向き合うことを考えていこう！

治らなかったら？

うまくつきあっていこう。隠す努力はほどほどに

一見、症状は落ち着いてきたようにみえても、「隠そう」とする必死の努力の結果である場合、むしろ吃音の悩みは深まってしまいがち。軌道修正の必要がありそうです。

操るつもりが操られている

吃音を隠すことにばかり力を入れていると、人に不自然な印象を与えてしまうことがあります。コントロールしているつもりで、じつはコントロールされている自分に気づく必要がありそうです。

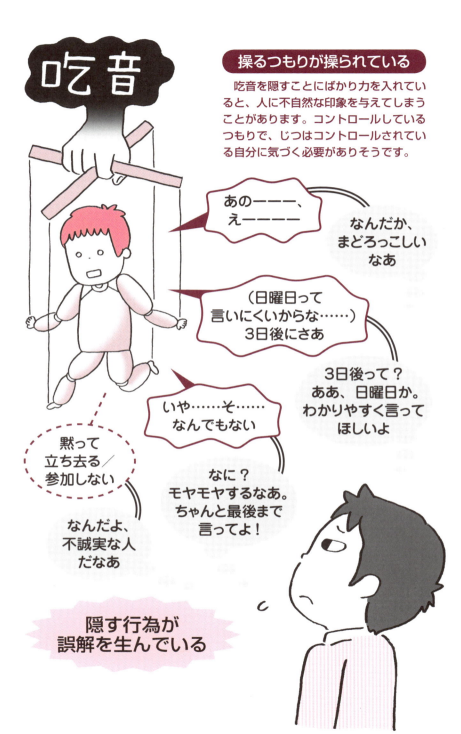

吃音
あのーーー、えーーーー
なんだか、まどろっこしいなあ
（日曜日って言いにくいからな……）3日後にさあ
3日後って？ああ、日曜日か。わかりやすく言ってほしいよ
いや……そ……なんでもない
なに？モヤモヤするなあ。ちゃんと最後まで言ってよ！
黙って立ち去る／参加しない
なんだよ、不誠実な人だなあ
隠す行為が誤解を生んでいる

個性のひとつと受け止めて

　話し方は自分の一部分にすぎません。ほかにも必ずある「自分の強み」を磨いていくことを考えましょう。

　そうした取り組みを続けるうちに、一部だけで判断されたり、判断されたような気持ちがしたりして落ち込むことも少なくなっていくでしょう。

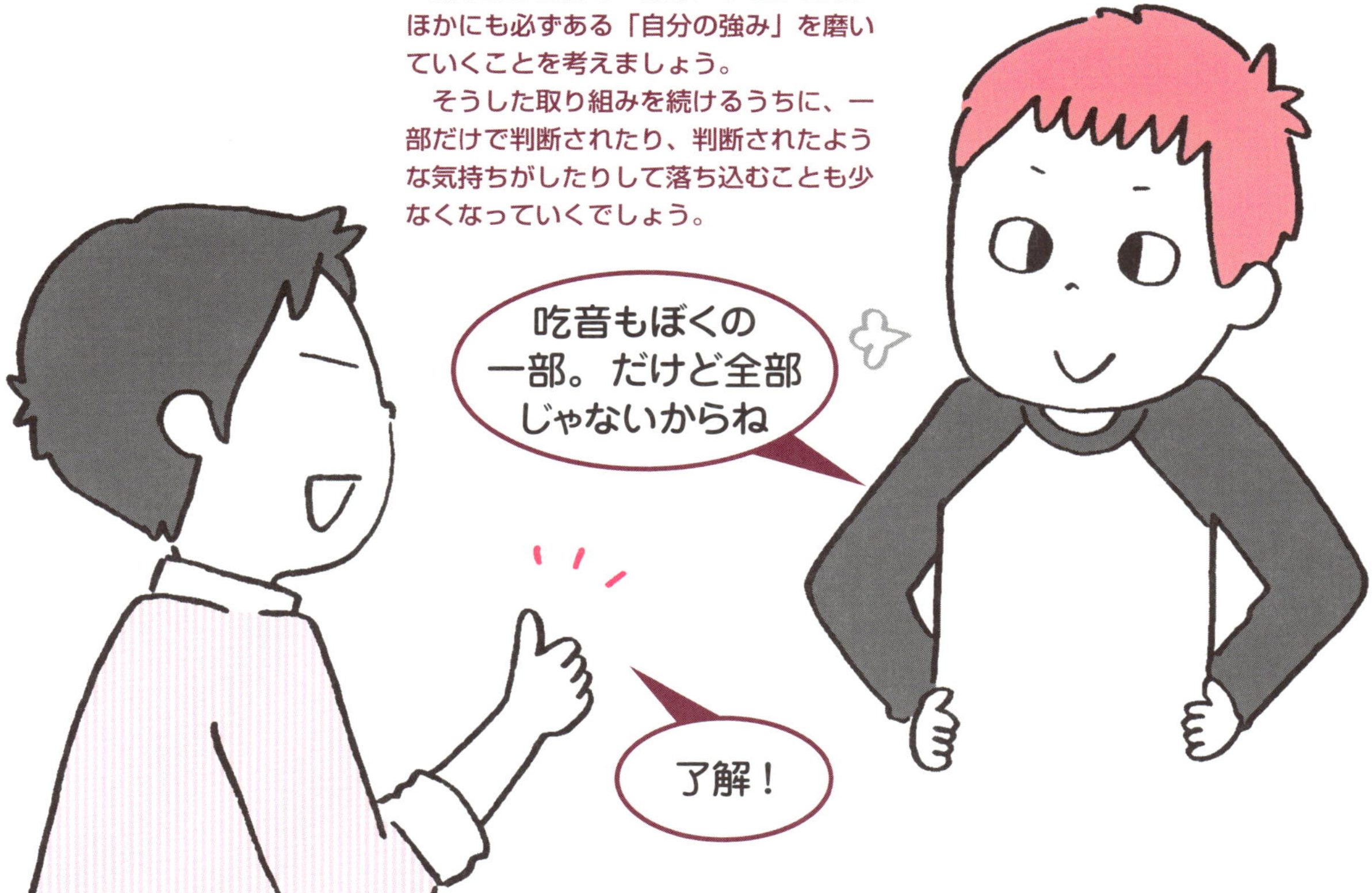

吃音もぼくの一部。だけど全部じゃないからね
了解！

吃音を隠そうとするあまり本心が伝わりにくくなる

　自分なりに隠す工夫をした結果、吃音はあまり目立たなくなっていても、話し方以外のところで、聞き手の誤解をまねいてしまうことがあります。

　本人は「話し方のせいで受け入れてもらえないのだ」と考えがちですが、はためには逆に「かかわりを避けたがっている人」にみえるのかもしれません。

　吃音が目立たないようにことばを選んだり、話し切らずに終えたりしていると、本当の考えや気持ちは伝わりにくいもの。話したいことを、話そうとしていたことばのまま、最後まで話しとおすことで誤解は減ります。人とのかかわりを広げ、深めていくためにも、吃音を隠す努力はなるべくしないほうがよいのです。

専門家への相談

正しいテクニックを学ぶのも役に立つ

吃音を減らしていく最良の訓練の場は、日々の生活のなかにあります。「どんどん話すぞ!」という気持ちに切り替えるための準備と考えるなら、話し方の練習にも意味はあります。

人前で話そうという意欲を高めるためのもの

吃音を隠さないほうがいいのなら、なおさら「うまく話したい」と思うこともあるでしょう。そのためには、吃音があるとカミングアウトしたうえで、どもりながらでも人前で話す経験を積むのがいちばん確実な方法です。

けれど、長年吃音に悩み、隠そうとしてきた場合、そう簡単には行動を切り替えられないかもしれません。そのような場合には、話し方の練習も考えます。

練習の目的は、日々の生活のなかでたくさん話していくための地ならしのようなもの。本人が気にせず話せているのなら、特別な訓練は必要ありません。

らくな話し方を知って話す意欲を高める

「自分は話し下手だから、なるべく話さないようにする」などという回避はなんの解決にもなりません。

吃音の悩みが大きすぎる場合には、らくに話すテクニックを学ぶことが話す意欲の回復につながることもあります。

らくな話し方のテクニックを知ることで、不安を減らす

「こうすれば声が出やすい」という話し方のテクニックを知っておけば、いざというときに試しやすい。言語聴覚士など、専門家の指導を受けるのもひとつの方法

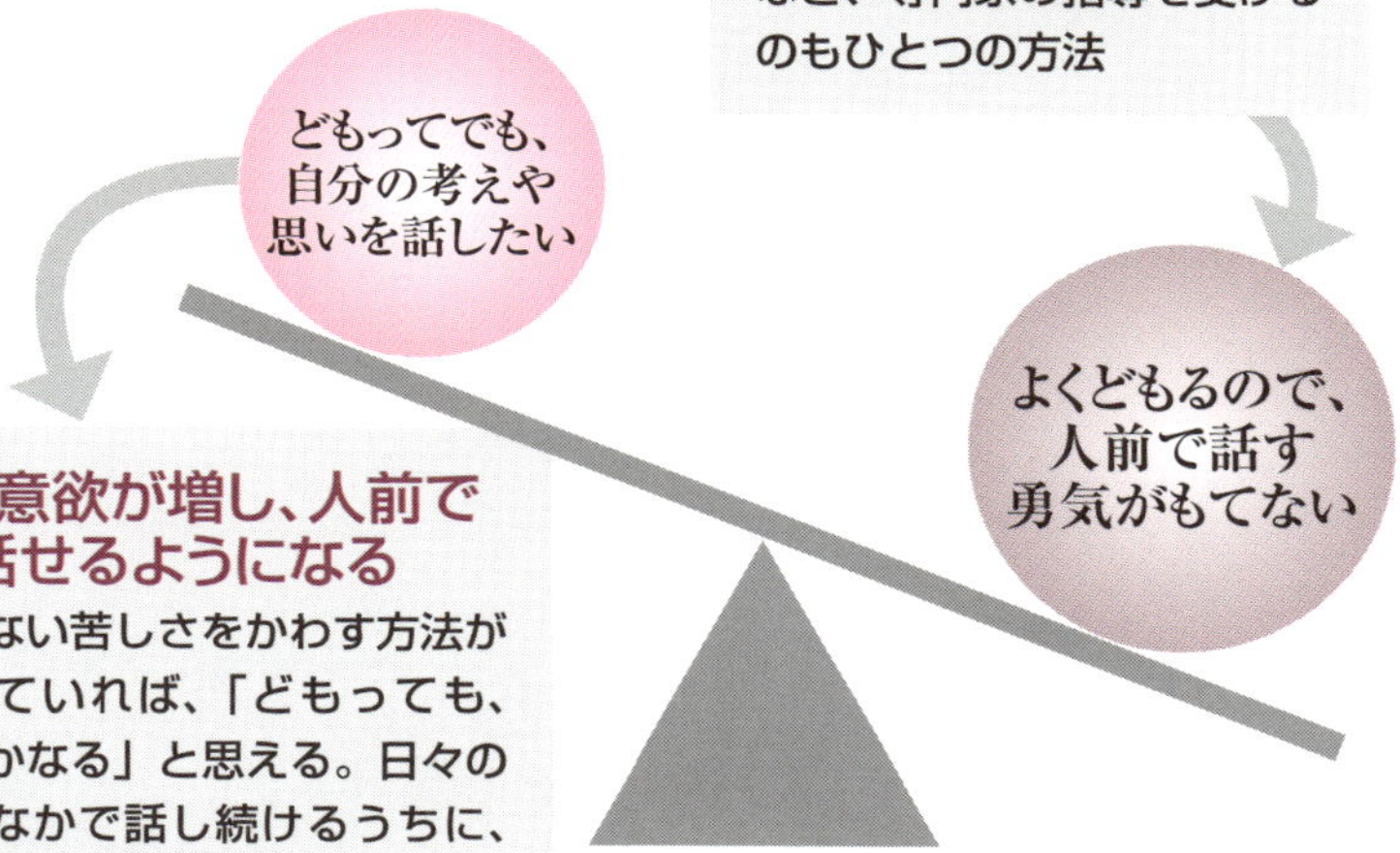

どもってでも、自分の考えや思いを話したい
よくどもるので、人前で話す勇気がもてない

話す意欲が増し、人前で話せるようになる

声が出ない苦しさをかわす方法がわかっていれば、「どもっても、なんとかなる」と思える。日々の生活のなかで話し続けるうちに、らくに話せることも増えてくる

らくに声を出す方法はある

なかなか声が出ずに苦しいときは、らくに声を出す方法を試してみましょう。ただし、必ず成功させようとしてもむずかしいもの。どもって話してもよいのです。話す行動が大切です。

声が出てこないとき

ことばを絞り出そうとして、発声とは関係のない体の筋肉にまで力が入って緊張し、息を止め、舌や口がかたまってしまっている

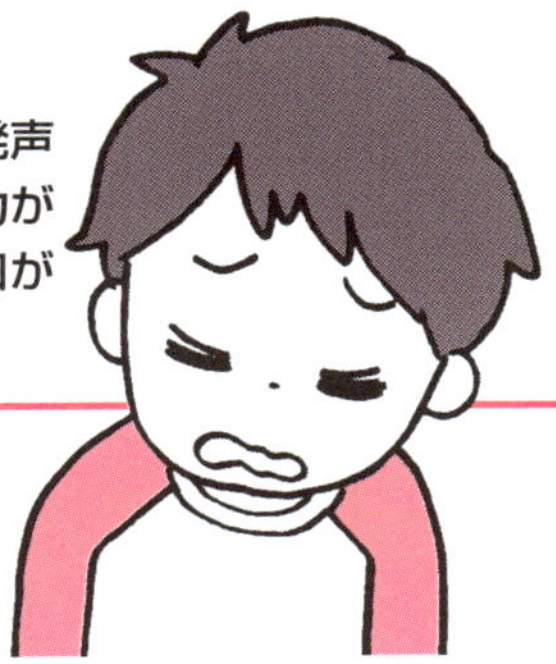

吃音を出にくくする話し方

ゆっくり
はじめのことばをゆっくり、引き伸ばすように話す

そっと
くちびるや舌に力を入れすぎない。軽くふれる程度にする

やわらかく
のどをしめつけず、やわらかい声で話し始める

どもりそうになったらストップ！
余計な力が入っていないか？力を抜いてから声を出してみる

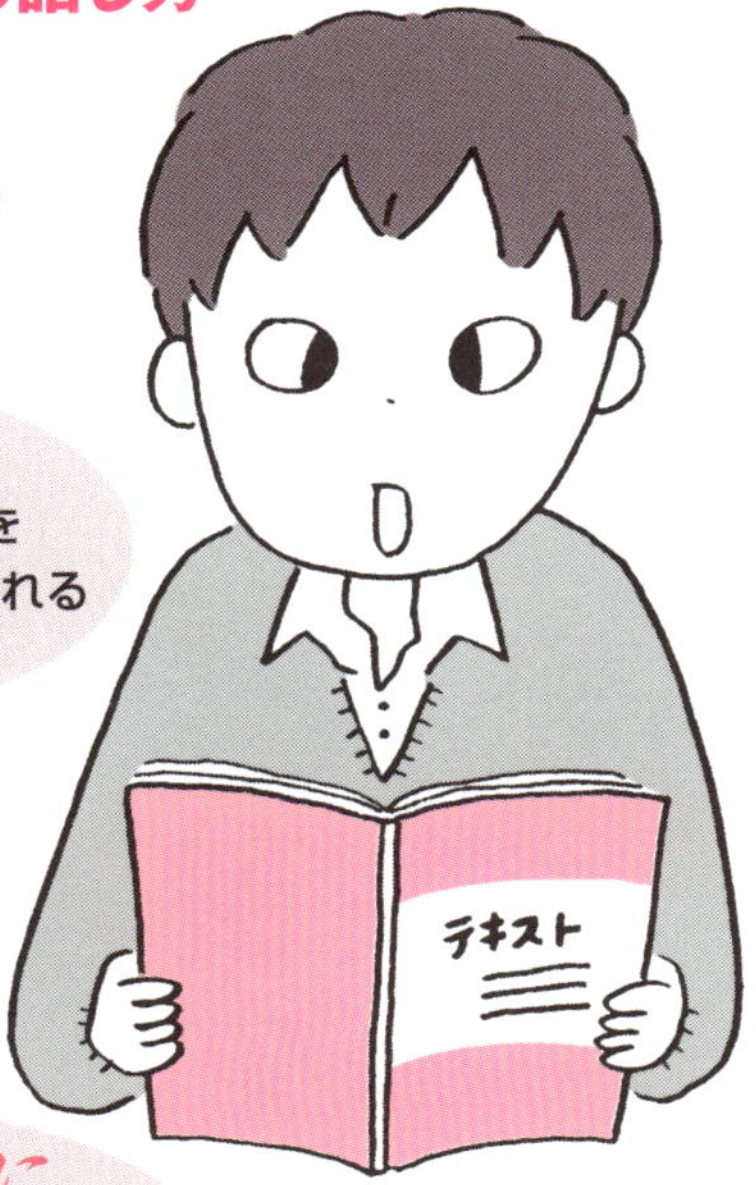

注意！
本人から「苦しい」「らくに話したい」などという相談がなければ、話し方のアドバイスは不要

いまはまだない、吃音の治療薬

吃音は、脳の働きになんらかの不具合があり、ことばをくり出すタイミングがとりにくいために起きてきます。「タイミングがとりにくい」という点では、運動障害を引き起こすパーキンソン病と似た面があります。パーキンソン病では「すくみ足」といって、最初の一歩が踏み出せない症状が出てきます。しかし、床に線を引き、それをまたぐようにすることでスタスタと歩けたりもします。リズムをとりながらならつかえずに話せる吃音と、よく似ています。

パーキンソン病には、脳内の情報伝達に使われる神経伝達物質を調整する薬が有効です。タイミング障害の一種ともいえる吃音にも、将来は有効な治療薬が開発されることは期待できます。

取り組んでみよう

不安を大きく育てないコツを学ぼう

一人でどんなに練習しても、日常生活でその効果が発揮されるとはかぎりません。生活のなかでどんどん話すためには、練習以外にも取り組んでみたいことがあります。

不安と落ち込みがなければ悩みの大半は解消する

「吃音がいやだ」「吃音を治したい」と思う人にとって、悩みの種はことばにつまっているその瞬間にはありません。「つまったらどうしよう」という話す前の不安と、「うまくいかなかった」という話したあとの落ち込みに悩まされているのです。

こうした不安と落ち込みが解消できれば、吃音の悩みはずいぶん軽くなります。人前でどんどん話す勇気も湧いてきます。

話し方の練習は不安を減らす一助にはなりますが、それだけで十分ともいえません。不安や落ち込みを自分のなかでふくらませていないか、見直してみましょう。

密室の練習には限界がある

１人で、あるいは専門家の指導を１対１で受けながらの練習には限界があります。実生活では、複数の聞き手がいる状態で話すことが多いもの。聞き手の数が増えれば増えるほど、ことばにつまりやすくなるものだからです。

▼聞き手の数と吃音頻度の関係

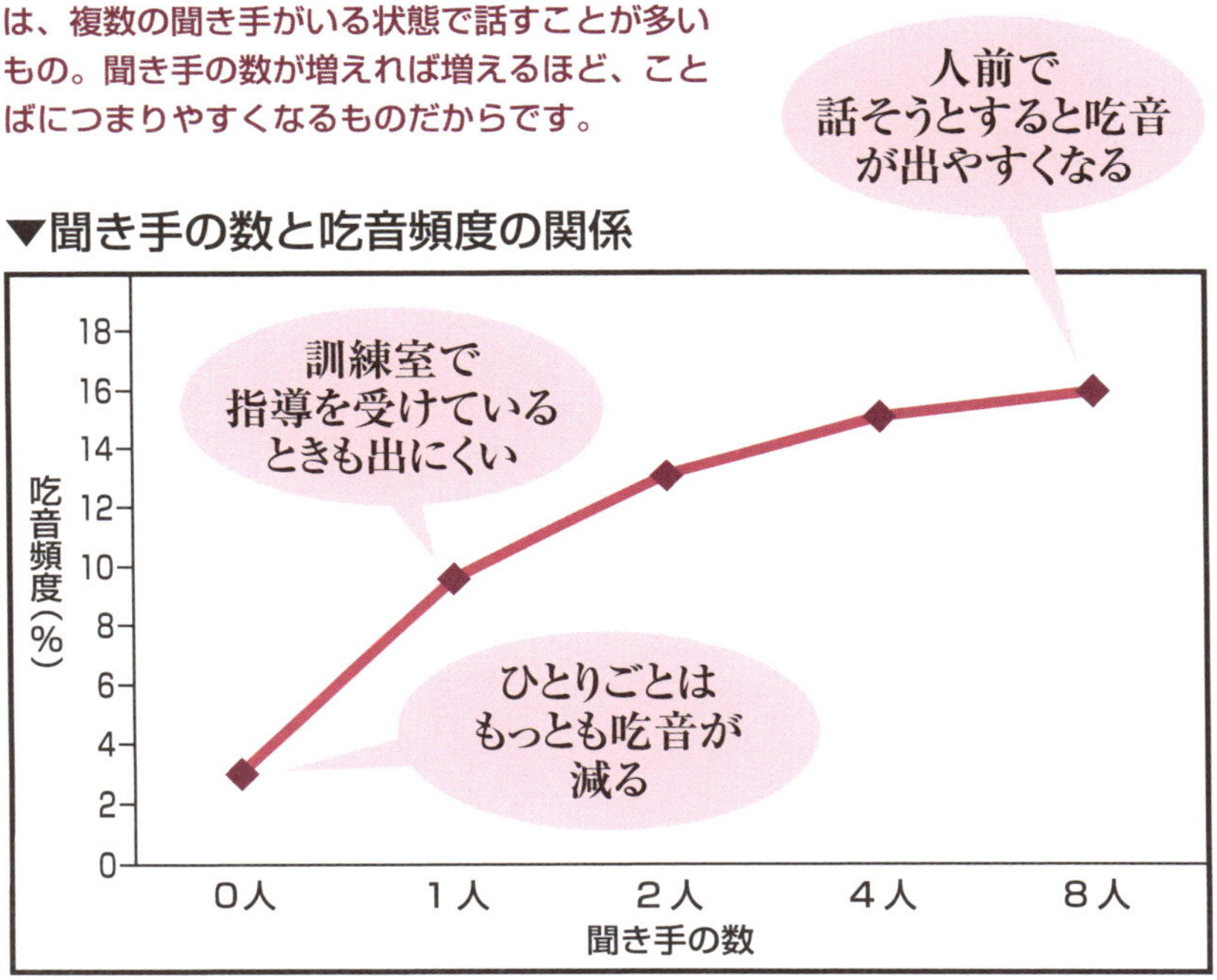
人前で話そうとすると吃音が出やすくなる
訓練室で指導を受けているときも出にくい
ひとりごとはもっとも吃音が減る
吃音頻度(%)
0
2
4
6
8
10
12
14
16
18
0人
1人
2人
4人
8人
聞き手の数

(N=13) (Porter et al., 1939)

「悪いこと」ばかりに目を向けない

低年齢のうちはまわりの大人が環境を整えていくことが大切ですが、ある程度の年齢になったら、自分自身の考え方のくせを見直し、修正していくことも考えましょう。

リラックスしながらよいイメージを思い描こう

吃音のために経験した「いやなこと」を何度も思い返し、「また、そうなる」と悪いイメージをふくらませていませんか？不安は悲観的な予測から生まれます。いやなことを経験した場面の記憶を、「その場面でうまく話せ、周囲とのやりとりもうまくできている自分」のイメージに置き換える習慣をつけましょう。

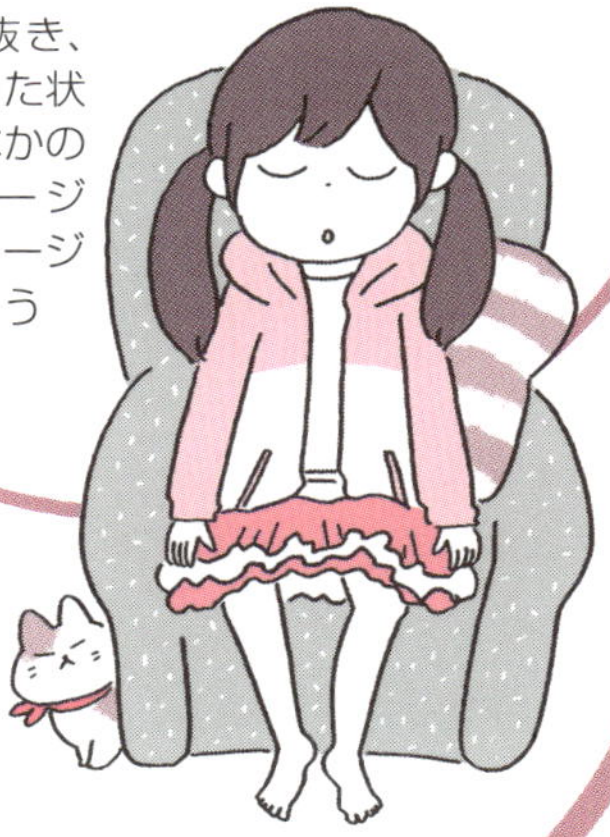

全身の力を抜き、リラックスした状態で、頭のなかのいやなイメージを、よいイメージに置き換えよう

人前で話すことを避けず、挑戦しよう

実際に人前で話す経験を積み、自信をつけていくことで、吃音は減っていきます。話す前に「どもるかもしれない」とカミングアウトしておけば、途中、ことばにつまることがあっても、話し終えたあとの落ち込みは少なくなります。

吃音を減らす好循環

「できた行動」を正しく評価しよう

人前で話す、言い切る行動がとれたのは、それだけで十分に素晴らしいことです。「あそこでつまった」「このことばが言いにくい」などと、表面的な話し方のことばかりに目を向けず、自分ができた行動を自分でちゃんと評価していきましょう。

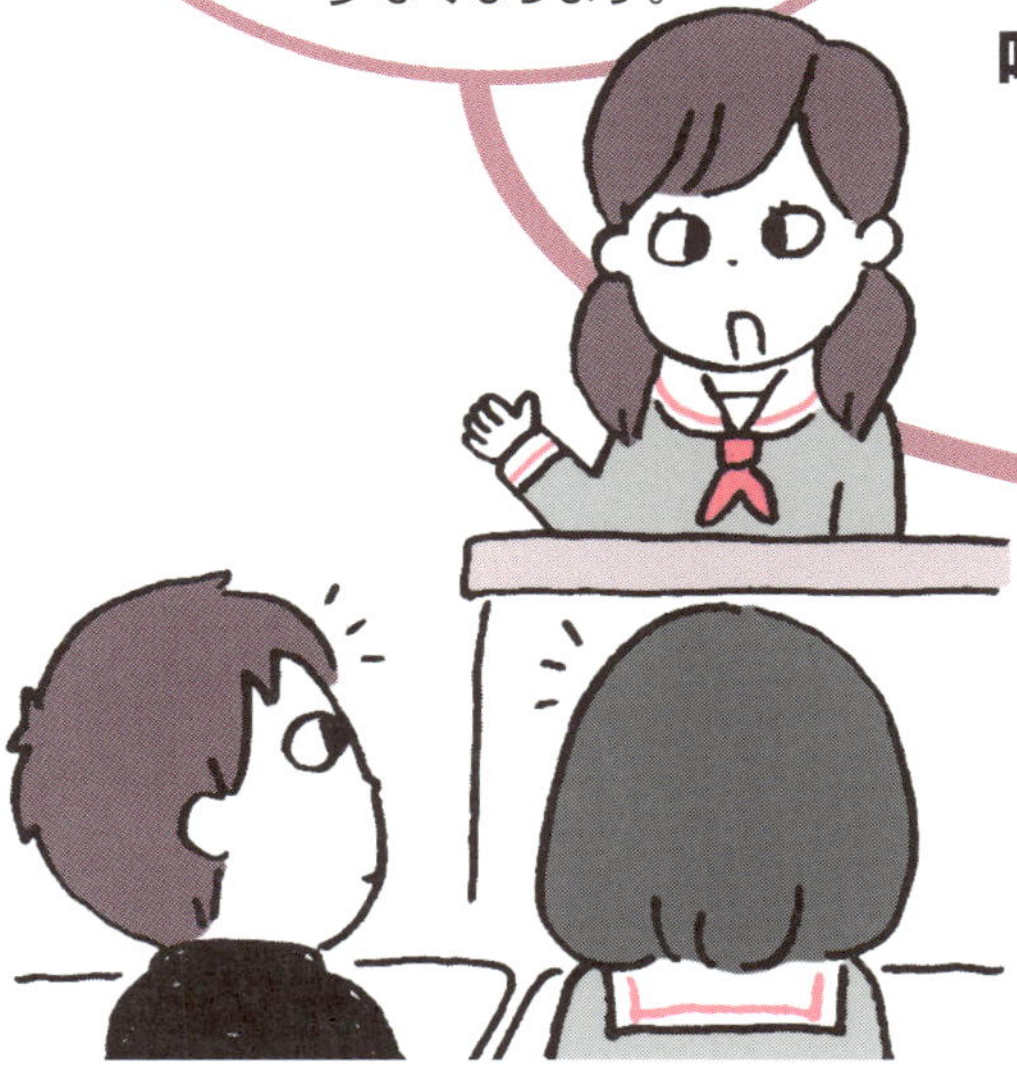

取り組んでみよう

「話して伝えること」にこだわりすぎない

「どんどん話すことのすすめ」と矛盾するようですが、話すことだけがコミュニケーションの手段ではありません。人とかかわるという大きな目的を見誤らないことも大切です。

肩の力を抜いてみよう

話すことの本当の目的は「伝えたいことを伝えること」。台本のようなしっかりした文章でなくても、アナウンサーのようにはっきりした話し方でなくてもかまわないのです。

全部はっきり言おうとしなくても伝わる

おはようの「お」が出ないなら、「はようございます」、こんにちはの「こ」でつまずくなら「んにちは～」。これで十分に伝わります。

一文ですべてを話そうとしなくていい

頭のなかで長い文章を組み立て、一気に話そうとすると、つかえることも多くなります。文章をいくつかに分けて話すことも考えてみましょう。

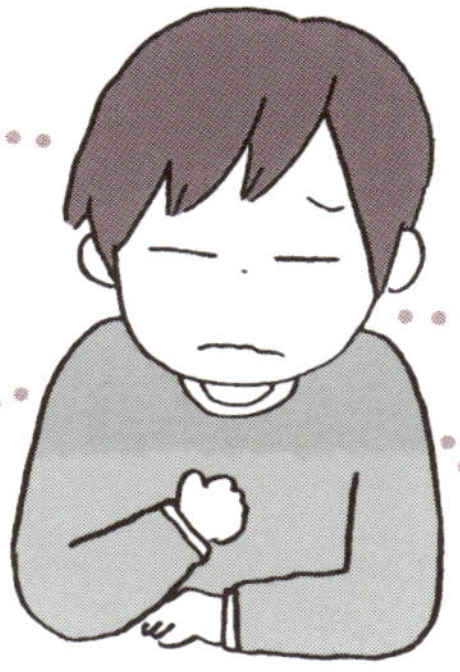

書いたり、指で示したりするのもOK

いざとなったら、話さずに要望を伝えてもよいのです。調子が悪いときには、無理やり話さなくたってかまわない――それくらいのらくな気持ちが、日常生活を過ごしやすくします。

無理なら無理で頼めばいい

電話での連絡などの途中、ことばにつかえて聞く側に伝わりそうにないときは、近くの人に代わって話してもらえばよいのです。「人に頼むこと」と「回避」は同じではありません。頼む／頼まれるのも対人関係のひとつです。

なめらかに話すことが最終的なゴールではない

吃音に悩んでいると、「よどみなくなめらかに話すこと」が最終的なゴールであるように思いがちです。けれど本当に大切なのは、人と人とが考えや気持ちを伝え合い、通じ合うこと、つまりはコミュニケーションがとれるようになることです。

下を向きながら話すことだけに一生懸命になるより、顔を上げ、つかえながらでも笑顔で話すことを心がけていきましょう。

会話以外にもある大切なコミュニケーション手段

ことばはコミュニケーションを成り立たせる要素のひとつにすぎません。むしろ、ことば以外の様子から伝わる情報のほうが多いともいわれています。

顔の表情

同じことばでも、
それを口にするときの表情から
相手は気持ちを察するもの。
むしろ、長々としたことばより、
表情ひとつで伝わる
ことのほうが大きい
こともあります。

笑顔を忘れずに!

笑顔はとても重要な
コミュニケーション手段です。
たとえばお礼やあいさつのことばに
つまってしまったとき、
にっこり微笑めば十分に
気持ちを伝えられます。

アイコンタクト

視線を交わしながら
話すことで、「あなたの話を
聞いている」ということを
伝えられますし、
「自分の話が伝わっているか
どうか」を確認する
こともできます。

うつむかないで相手をみよう

「どもりたくない」という
思いが強いと、相手の顔をみず、
自分が話すことだけに一生懸命に
なりがちです。顔を上げ、
会話のところどころで
相手の目をみるように
してみましょう。

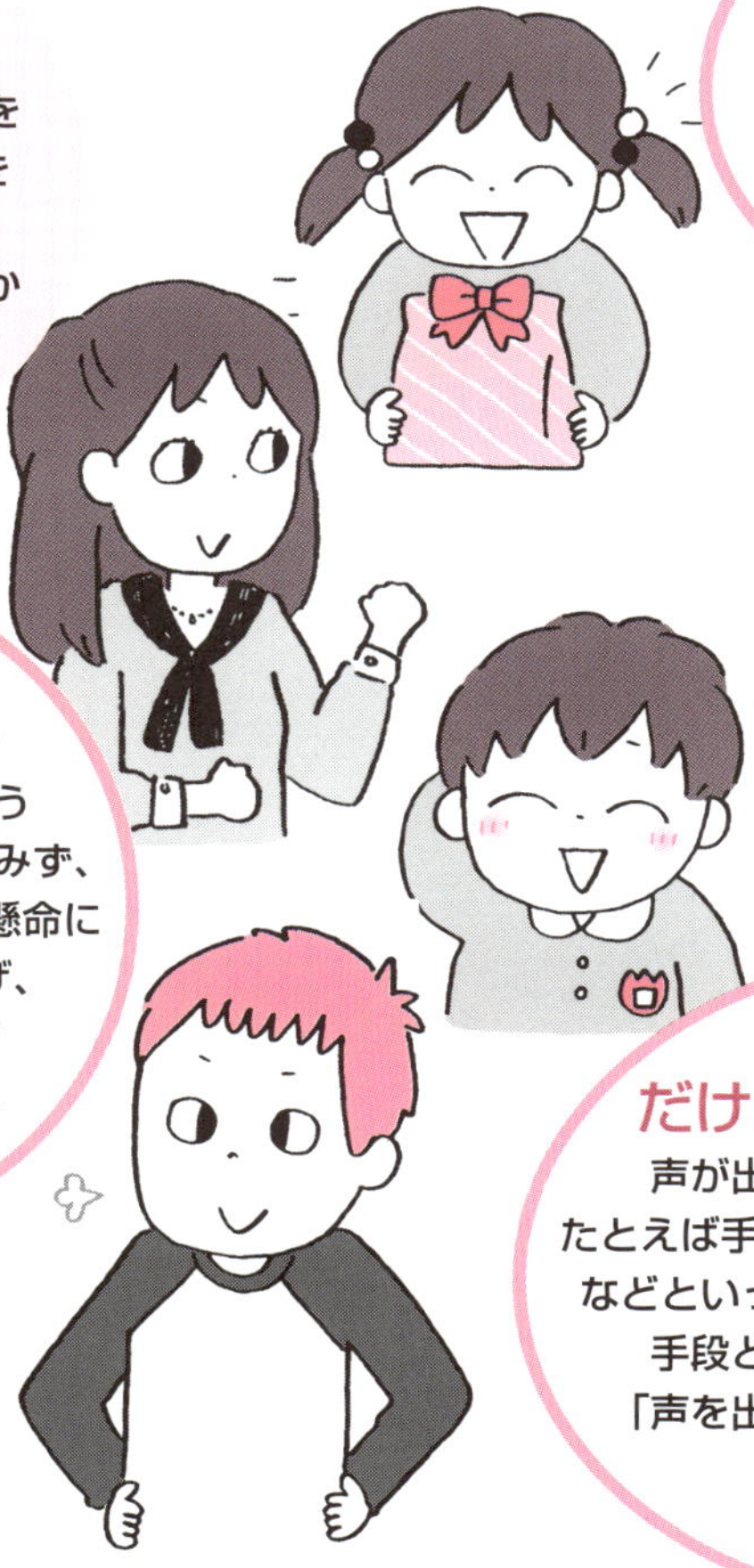

ジェスチャー

感謝の気持ちを伝えるときは
きちんと頭を下げる。うれしければ
手を叩く。疑問に思ったら
首をかしげる――手ぶり、身ぶりを
意識することで、気持ちや考えは
伝わりやすくなります。

声を出すためだけの動作とは別のもの

声が出にくいときにしている動き、
たとえば手をふる、ひざを叩く、足踏みする
などといった動作はコミュニケーションの
手段としての身ぶりとは別のもの。
「声を出すため」ではなく「気持ちを
伝えるため」の動作を
心がけましょう。

COLUMN

かかえきれないほどの悩みには助けが必要

社交不安障害なら薬物療法も検討される

すでに吃音と長くつきあっている人のなかには、いやな思いを重ね、日々の生活そのものに苦痛を感じるようになっているという人もいます。

もし、悩みがかかえきれないほど大きくなってしまっているのなら、医療機関を訪ねてみるとよいでしょう。対人面での恐怖感が強く、社交不安障害と診断されるような状態なら、薬物療法を含めた治療が始められることもあります。

一人だけの悩みではない！

中学生、高校生くらいになれば、吃音をもつ人が集うセルフヘルプグループに参加してみるのもよい方法です。悩んでいるのは自分一人ではないとわかれば、心強いはず。活動の一環として、くり返し自己紹介やスピーチをするなかで、人前で話す経験も積んでいけます。

医療機関

吃音の悩みなら、言語聴覚士のもとで言語療法をおこなうのが一般的（→25ページ）。回避が続き、社交の場に出られないような状態なら、精神科での治療が必要

セルフヘルプグループ（自助グループ）

吃音のある人が集い活動している団体として、言友会、日本吃音臨床研究会などがある

●言友会
(http://zengenren.org/)
全国各地に加盟団体があり、具体的な活動内容は各地言友会ごとに異なる。成人が中心だが、小・中・高生を対象にした活動もある

●日本吃音臨床研究会
(http://kituonkenkyu.org/)
どもる人のための吃音教室だけでなく、親や教師、言語聴覚士などとともに、吃音親子サマーキャンプなどを開催している

■監修者プロフィール

菊池 良和（きくち・よしかず）

1978年山口県生まれ。自身、吃音に悩まされていたことから医師になることを決意。九州大学医学部卒業後、宗像水光会病院研修医を経て、九州大学医学部耳鼻咽喉科入局。同大学大学院臨床神経生理学教室で吃音者の脳研究を開始。現在は九州大学病院勤務。一般診療のほか吃音者の診療にもあたり、また講演活動など、吃音の啓発に取り組んでいる。主な著書に『ボクは吃音ドクターです。』（毎日新聞社）、『エビデンスに基づいた吃音支援入門』『備えあれば憂いなし 吃音のリスクマネジメント』『小児吃音臨床のエッセンス 初回面接のテクニック』（以上、学苑社）がある。

◆メールアドレス　kiku618@gmail.com

■参考資料

菊池良和『ボクは吃音ドクターです。』（毎日新聞社）

菊池良和『エビデンスに基づいた吃音支援入門』（学苑社）

菊池良和『備えあれば憂いなし 吃音のリスクマネジメント』（学苑社）

菊池良和「吃音を医学の視点からみる」（早坂吃音専門士養成協会 夏季集中吃音講座基礎資料）

健康ライブラリー イラスト版

吃《きつ》音《おん》のことがよくわかる本《ほん》

2015年11月17日 第1刷発行
2024年9月5日 第9刷発行

監 修　菊池良和（きくち・よしかず）
発行者　森田浩章
発行所　株式会社講談社
東京都文京区音羽二丁目12-21
郵便番号　112-8001
電話番号　編集　03-5395-3560
販売　03-5395-4415
業務　03-5395-3615
印刷所　TOPPAN株式会社
製本所　株式会社若林製本工場
N.D.C. 493　98p　21cm

ISBN978-4-06-259798-2

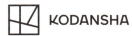

●編集協力　オフィス201　柳井亜紀
●カバーデザイン　松本 桂
●カバーイラスト　長谷川貴子
●本文デザイン　勝木雄二
●本文イラスト　松本麻希　千田和幸